D1985876

Fach-
buch
Klett-Cotta

Christiane Lutz

Adoptivkinder fordern uns heraus

Handbuch für Beratung, Betreuung und Therapie

Klett-Cotta

MIX
Papier aus verantwortungsvollen Quellen
FSC® C013736
www.fsc.org

Klett-Cotta
www.klett-cotta.de

Printed in Germany
Umschlag: Roland Sazinger, Stuttgart
Unter Verwendung eines Fotos von © Yvonne Bogdanski/Fotolia.com
Gesetzt von Kösel Media GmbH, Krugzell
Gedruckt und gebunden von Kösel, Krugzell
ISBN 978-3-608-94869-1

Bibliografische Information der Deutschen Nationalbibliothek
Die Deutsche Nationalbibliothek verzeichnet diese Publikation in der Deutschen Nationalbibliografie; detaillierte bibliografische Daten sind im Internet über <http://dnb.d-nb.de> abrufbar.

Inhalt

1 Adoptiveltern: Erwartungen, Wünsche und der Umgang mit der Realität 9

1.1 Ein unerfüllter Kinderwunsch 9

1.2 Eigene Kinder haben: Ausweg Adoption 10

Motivationen 10

Hürden 12

1.3 Das Verfahren: Prüfung auf Herz und Nieren 14

1.4 Formen der Adoption 16

Inkognito-Adoption 16

Halboffene Adoption 16

Offene Adoption 17

2 Jedes Adoptivkind hat eine eigene Geschichte 18

2.1 Idealvorstellungen vom Adoptivkind und die Realität 18

2.2 »Armes« Adoptivkind 19

Die defizitäre Bindungserfahrung und das Trauma des Abgegebenseins 20

Frühe Bindungserfahrungen und Verhaltensauffälligkeiten 23

Zwischen Anpassung und Auflehnung 24

Fehlende Wurzeln 26

2.3 Symptome der frühen Lebensphase und ihre Symbolik 28

2.4 Regression und Progression, ein Ambivalenzkonflikt 30

Die »Flucht nach vorn« in die Rationalität 31

Aggressionen sind Vertrauensbeweise 32

2.5 »Besondere« Adoptivkinder 33

Ein anderes Land, eine andere Hautfarbe und dennoch mein Kind ... 33
Adoptivkinder mit geistiger Behinderung ... 37

3 Leben als Adoptivfamilie ... 43
3.1 Von der Bereitschaft, Liebe, Fürsorge und Halt zu schenken ... 43
3.2 Irritationen durch die Umwelt ... 43
3.3 Das Fremde im Adoptivkind ... 44
Illusionäre Vorstellungen und die Wirklichkeit ... 45
Von der Offenheit, sich selbst zu sehen ... 46
Ein Kind kann nicht zurückgegeben werden ... 47
3.4 Was macht Adoptiveltern sicher in ihrer Elternrolle? ... 48
Die Vorgeschichte des Adoptivkindes ... 48
Die Bedeutung frühkindlicher Bindungserfahrungen ... 49
Hilfe von außen ... 50
Vernetzung mit anderen Betroffenen ... 50
3.5 Erziehungsfragen ... 51
Entwicklungsprozesse der Adoptivkinder und erzieherische Aufgaben ... 51
Schwellensituationen in der Entwicklung: Chancen oder Stolperfallen? ... 52
Gewähren lassen oder Grenzen setzen? ... 64
Förderung und Überforderung des Kindes ... 64
Die eigenen Kindheitserfahrungen der Adoptiveltern ... 65
Gewährenlassen und Anspruchshaltung ... 66
Emotionale Eskalationen, Übertragung ... 67
3.6 Anspruch und Grenzen in der Adoptivsituation ... 68
Überanspruch und Überforderung ... 68
Umgang mit Scham- und Schuldgefühlen ... 71
Frustrationsvermeidung ... 71
Überanspruch und Überforderung anderer Beteiligter ... 72

3.7 Adoptiertsein, ein lebenslanges Trauma? ... 73
Schutzmaßnahmen des Kindes ... 73
Die Gefahr der Retraumatisierung in Elternhaus, Kindergarten, Schule und peer group ... 74
3.8 Familienkonstellationen ... 76
Von der Symbiose über die Triangulierung zum Gruppenerleben ... 76
Adoptierte Geschwister ... 81
Leibliche und adoptierte Kinder in einer Familie ... 86
Das adoptierte Einzelkind ... 88
3.9 Aufklärung, oder: Wie sage ich es meinem Kind? ... 90
Zeitgerechte Aufklärung ... 91
Sexuelle Aufklärung und Aufklärung über den Adoptivstatus ... 91
Aufklärung: ein lebenslanger Prozess, um Beziehungen zu festigen ... 92
Aufklärung und die Positionierung als Adoptiveltern ... 96
Spezifische Konfliktsituationen ... 97
Aufklärung und die Konfrontation mit eigenen Gefühlen 104
3.10 Die leiblichen Eltern, Bedrohung und Chance zugleich 106
Der Umgang mit den leiblichen Eltern ... 106
Das Dilemma des Kindes mit zwei Elternpaaren ... 107

4 So kann es gelingen: Konflikte und Lösungen ... 111
4.1 Die Bereitschaft, Konflikte durchzutragen ... 111
Entwicklung von Konfliktfreudigkeit und Verzicht auf Harmoniebedürfnis ... 112
Kinder brauchen klare Ansagen ... 114
4.2 Gedanken sind Kräfte ... 115
Positives Denken fördert Zuversicht ... 115
Eine gute Gegenwart als Weichenstellung für eine gute Zukunft ... 116

4.3 Erziehung zum Selbstbewusstsein 117
4.4 Selbstwert muss täglich neu errungen werden, bei Eltern wie Kindern 118
4.5 Aggression als dynamische Kraft und die Sackgasse der Autoaggression 121
4.6 Die Rolle des Vorbildes 123
Worte sind gut, Handeln ist besser 123
Die Wirkung der Person in ihrem Sein 125

5 Die therapeutische Interaktion mit Adoptivkindern 128
5.1 Therapie als Reifeimpuls 129
Psychotherapie als Hilfestellung zur Verarbeitung belastender Früherfahrungen 131
Die Person des Therapeuten als Mitgestalter 132
5.2 Wirkfaktoren in der Psychotherapie 134
Symbol und Symbolverstehen 134
Symbolische Ausdrucksformen im therapeutischen Prozess 136
5.3 Die therapiebegleitende Arbeit mit den Adoptiveltern 148
Von der angemessenen pädagogischen Einstellung 148
Die Berührung mit den eigenen Prägungen und dem eigenen Gewordensein 152
Die Konfrontation mit den eigenen Gefühlen und den eigenen Schattenseiten 155

6 Gedanken zum Schluss 157

7 Literatur zur Anregung und zum Weiterlesen 161

1 Adoptiveltern: Erwartungen, Wünsche und der Umgang mit der Realität

1.1 Ein unerfüllter Kinderwunsch

Ein Kind zu bekommen, wird zumeist als eine natürliche Sache betrachtet, die irgendwann ins Leben eingeplant wird. Und die Freiheit, den Zeitpunkt heute selbst bestimmen zu können, veranlasst viele Paare, länger zu warten, zuerst noch individuelle Bedürfnisse zu befriedigen, um schließlich mit dem Kind einen Schlusspunkt zu setzen und zugleich einen Neuanfang zu wagen: »Wir hatten uns beruflich etabliert, das Haus war gebaut, jetzt waren eigentlich Kinder dran – aber es klappte nicht. Die Umwelt fragte, halb belustigt, halb spöttisch nach möglichem Nachwuchs, wir antworteten in gespielter Lockerheit: Wir üben. Aber die Übung machte keinen Meister und schon gar nicht ein Kind. Ich maß die Temperatur, wir programmierten unsere Sexualität, von Lust konnte man allmählich nicht mehr reden. Alles vergebens.

Die Gänge zu Ärzten, die Enttäuschung, die Erkenntnis der Unmöglichkeit zu zeugen oder zu empfangen, Überlegungen einer künstlichen Befruchtung, das Ticken der biologischen Uhr – unsere Beziehung geriet immer mehr in Schieflage. Warum ging bei uns das nicht, was andere so selbstverständlich verhüteten? Wir konnten plötzlich das Grimm'sche Märchen von ›Hans, mein Igel‹ verstehen, den Spott der Umwelt, die Wut des Bauern, wenn er ausrief: ›Ich will ein Kind, und wenn es ein Igel ist!‹«

Hader mit sich, Vorwürfe gegenüber dem Partner, auch wenn nicht klar ist, wer der »Verursacher« ist, Enttäuschungswut gegenüber dem

Schicksal, das einem die Erfüllung eines Herzenswunsches verwehrt – das Spektrum hochambivalenter Gefühle ließe sich beliebig fortsetzen.

1.2 Eigene Kinder haben: Ausweg Adoption

Motivationen

Viele Paare sind bereit, alles an Schwierigkeiten und Herausforderungen in Kauf zu nehmen, um ein Kind zu bekommen. Es ist der Wunsch, nicht nur für sich allein, zum eigenen Wohlgefallen zu leben, sondern in den Kinderaugen das Versprechen einer Fortsetzung des Lebens gespiegelt zu sehen, Teil zu haben am staunenden Entdecken der Welt, an der Bereitschaft, die Fülle des Lebens neugierig zu erforschen. Es ist, als ob man noch einmal zurücktauchen könnte in den Traum einer positiven Kindheit, vielleicht auch um dadurch eigene frühe Verletzungen zu heilen.

Die Motivation für eine Adoption und die damit verbundenen Schwierigkeiten sind Eltern in der Regel bewusst. Die Sehnsucht nach dem Kind hat jedoch oft unterschiedliche Hintergründe.

BESSERE ELTERN SEIN, ALS DIE EIGENEN ES WAREN Beim Blick auf die Vergangenheit kann man oftmals ein hohes Bedürfnis erkennen, negative Primärerfahrungen zu kompensieren. Man möchte es vielleicht besser machen als die eigenen Eltern, verständnisvoller auf Kinder eingehen, ihnen eine behütetere und damit schönere Kindheit bereiten. Die Sehnsucht, mit Kindern sein Leben zu teilen, ist Ergebnis einer bewussten inneren Auseinandersetzung bei Vater und Mutter. Elternschaft wird nicht mehr als selbstverständlich angenommen.

So sagte mir eine Adoptivmutter: »Meine Eltern waren unfähig, sich in mich, in meine Gefühle hineinzuversetzen. Hatte ich Schmerzen, so hieß es: ›Stell dich nicht so an.‹ Den Wunsch nach Geliebtwerden beantworteten sie mit dem Satz, man sei erst liebenswert,

›wenn man geliebt sein will‹! Nur über erfolgreiche Leistungen hatte ich die Chance, wahrgenommen zu werden. Meinen Kindern wollte ich eine andere Mutter sein, ihnen das Gefühl geben, um ihrer selbst willen geliebt zu werden. Als ich wusste, dass ich keine leiblichen Kinder bekommen würde, habe ich alles daran gesetzt, zusammen mit meinem Mann Kinder zu adoptieren, um mein Anliegen, Liebe zu schenken, zu verwirklichen. Ohne Kinder wäre mir mein Leben leer vorgekommen.«

Emotionale Mangelerfahrungen, einseitige, vernunftorientierte Erziehung, aber auch ein Mangel an Wertevermittlung durch die eigenen Eltern, ein fehlendes Engagement, was die Förderung von Begabungen anbelangt, kann zum unbedingten Kinderwunsch führen. »Ich musste mir alles selbst erarbeiten. Meine musikalische Begabung wurde von meinen Eltern als ›brotlose Kunst‹ eingestuft. Dank der Fürsprache meines Lehrers durfte ich eine höhere Schule besuchen. Das möchte ich jetzt meinem Kind in einer gewissen Selbstverständlichkeit anbieten.«

DEN ALLTAG WIEDER »BUNTER« MACHEN Mit Blick auf die gegenwärtigen Lebensumstände besteht bei vielen das Bedürfnis, Farbe in einen grau gewordenen Alltag zu bringen. Man möchte wieder die eigene Lebendigkeit spüren, durch ein Kinderlachen den trüben Alltag vergolden. Beruflich ist häufig viel erreicht, die Partnerschaft vielleicht etwas eintönig geworden.

In bemerkenswerter Offenheit sagte eine adoptionswillige Frau, als wir ihre Motivation besprachen, zu ihrem Mann gewandt: »Du musst doch selbst sagen, der erste und eigentlich auch der zweite Lack ist ab. Weder bin ich noch die makellose Traumfrau der ersten Zeit, noch bist du für mich der große Held. Da wäre es natürlich schön, ein Kind würde wieder ein Stück Frische und Spannung in unseren Alltag bringen.«

SPUREN HINTERLASSEN Zusätzlich stellt sich aber auch im Wissen um unsere Endlichkeit die Frage nach der Zukunft. Hinterlasse ich einmal Spuren, die durch Liebe und Beziehung geprägt sind, nicht durch Erfolg und Leistung? War der Egotrip alles im Leben? Genügten Selbstverwirklichung und Erfolg? Oder bezieht sich die Aussage vieler Märchen, »Vergiss das Beste nicht!«, auch auf Familie und Kinder?

Ein Manager sagte mir in diesem Zusammenhang: »Das, was ich beruflich geleistet habe, ist schnell vergessen. Mein Erfolg wird vielleicht von meinem Nachfolger übertroffen. Die Bedeutung, die ich im Betrieb habe, ist jederzeit durch einen anderen ersetzbar. Die Beziehung zu Kindern ist einmalig. Meine Möglichkeiten, ihnen das Leben als lohnendes Abenteuer anzubieten, ihnen Werte zu vermitteln, das ist sinnvolles Tun, weil ich weiß, dass sie diese Erfahrungen verinnerlichen und einmal an ihre Kinder weitergeben werden. Dafür lohnt sich jeder Einsatz.«

Hürden

BINDUNGSÄNGSTE Mit Kindern soll dem eigenen Leben ein tieferer und vor allem ein Generationen überdauernder Sinn gegeben werden. Die Kehrseite dieser großen Sehnsucht ist aber auch die Bindungsangst. Derselbe Manager sagte an anderer Stelle: »Aber ob es so wird, wie ich es mir idealerweise vorstelle? Kann ich in dieser Weise positiv wirksam sein? Kann ich Kinder liebevoll begleiten, auch wenn sie mich, so wie ich bin, gar nicht wertschätzen? Oder lehne ich sie womöglich ab, weil sie nicht so sind, wie ich es mir vorstelle?«

Bindungsängste können aber auch auf unbewusstem Wege gelebt werden, etwa indem Menschen zu anderen eine emotionale Distanz aufbauen und einen »Sicherheitsabstand« halten, wie es ein Adoptivvater nannte. »Ich liebe meine Adoptivkinder, aber eine wirkliche Nähe habe ich zu ihnen nicht aufbauen können. Vielleicht auch deshalb, weil ich beruflich immer unterwegs bin. Im Ausland fühle ich mich heimischer als zuhause«, setzte er nachdenklich hinzu.

Wir konnten herausarbeiten, dass es in seiner Primärfamilie wenig Nähe, wenig gelebte Emotion gab. Seine Mutter, wohl aufgrund ihres pietistischen Elternhauses, war um Fehlerlosigkeit bemüht, aber Schmusen und emotionale Wärme gab es nicht. So blieben Nähe und Hautkontakt fremd und damit, wie alles Fremde, bedrohlich.

»Ich konnte es immer vermeiden, dass mir Menschen zu nahe kamen. Die Ungebundenheit ist mir lieber.« Es gelang im Gespräch, Ungebundenheit mit Unverbundenheit auszutauschen und uns damit näher an den Schmerz fehlender liebevoller Bindung heranzutasten. »Vielleicht ist mein Schicksal dem unserer adoptierten Kinder ähnlich, zumindest was den Mangel an liebevoller Nähe anbelangt.« Das Wissen um die gleiche Geschichte, bei aller äußeren Unterschiedlichkeit, ermöglichte dem Vater ein besseres Verstehen seiner eigenen Haltung und gab den Impuls zur Neuorientierung.

UNSICHERHEITSFAKTOR GENE Ein nicht unerhebliches Angstpotential liegt in der Vorstellung, dass Adoptivkinder ein irgendwie belastetes Erbgut in sich tragen. Wird mein Kind Alkoholiker, weil in der Primärfamilie eine Alkoholerkrankung bestand? Ist es darum insgesamt suchtgefährdet? Muss ich mit einer geistigen Minderbegabung rechnen, weil mein Kind aus der Unterschicht kommt?

Solche Ängste werden häufig durch die Umwelt verstärkt. Dem Erbgut wird nicht selten mehr Bedeutung beigemessen als dem prägenden neuen Umfeld. Besonders bei krisenhaften Entwicklungen kann sich das bemerkbar machen. Eine Mutter erzählte mir vollkommen verzweifelt, dass die eigenen Eltern den »Absturz« ihres Adoptivsohnes in die Drogenszene mit den Worten kommentierten: »Na ja, er ist eben in sein ursprüngliches Milieu zurückgekehrt, das war ja zu erwarten.«

Beide Eltern waren deprimiert und ohne große Hoffnung. Wir überlegten im Gespräch, inwieweit es möglich sein könnte, an das Gute, das sie in der Eltern-Kind-Beziehung gelebt hatten, zu glauben und auf seine positive Wirkung zu vertrauen. Manche Menschen müssten das Dunkle hautnah erleben, um sich des Wertes des Hellen bewusst zu werden. Der Absturz könne genauso zum Anfang einer Neuorientierung werden. Die Eltern gingen letztlich wenig getröstet und auch ich blieb mit dem schalen Gefühl zurück, mit Allgemeinplätzen Hoffnung suggeriert zu haben. Umso überraschter war ich, als die Mutter mich nach einigen Wochen anrief und freudig berichtete: »Sie hatten Recht mit Ihrer Vermutung. Unser Sohn ist wieder zurückgekommen und hat sich selbständig um einen Therapieplatz bemüht.« »Die Drogen helfen mir nicht, mich selbst zu finden«, so begründete er seinen Schritt. Er hat sich gefunden, konnte eine Berufsausbildung erfolgreich abschließen und sagte seinen Eltern mit einer neu gewonnenen Sicherheit: »Drogen sind für mich kein Thema mehr.«

- Die Sehnsucht nach einem Kind kann eine kompensatorische Funktion hinsichtlich der eigenen Kindheit haben.
- Ängste vor einer engen Bindung sind die andere Seite der Medaille.
- Vertrauen und Zuversicht sind ein gutes Bollwerk gegen potentielle Gefährdungen.
- Nähe und Distanz sind die Pole, zwischen denen sich eine gesunde und belastbare Beziehung entwickeln soll.

1.3 Das Verfahren: Prüfung auf Herz und Nieren

Der Weg zum Adoptivkind ist steinig. Es bedeutet schon einen mutigen Schritt im Begehen dieses Weges, Schamgefühle zu überwinden, als ob Kinderlosigkeit ein persönliches Versagen oder individuelle Schuld sei. Hinzu kommt das Darlegen der finanziellen Sicherheit, die Schilderung des eigenen Gewordenseins, das Urteil anderer über die Eignung für die Elternschaft: »Es glich einem seelischen Offenbarungseid; vom Jugendamt zum Psychologen und wieder zurück zu Sozialarbeitern, die nicht immer das notwendige Verständnis und

Feingefühl aufbrachten, bis hin zu den Wartezeiten. Wir waren oft am Ende unserer seelischen Kraft und fühlten uns wie Aussätzige. Wenn unser Kinderwunsch nicht so zentral gewesen wäre, hätten wir aufgegeben.« – »Und dann dieser Bürokratismus, Formulare, die übersetzt werden mussten, weil wir uns für Kinder aus Thailand entschieden hatten, die erneute Frage nach unserer Motivation, ob wir uns das Risiko genau überlegt hätten.« – »Sie kaufen schließlich die Katze im Sack«, war die Äußerung eines Sachbearbeiters. »Wir haben schon in der Vorbereitungszeit ein hohes Maß an Frustrationstoleranz entwickeln müssen, sonst hätten uns die auftauchenden, oft von außen konstruierten Probleme zu Boden gedrückt.«

Gerade bei Auslandsadoptionen gibt es eine Fülle von Schwierigkeiten, die nicht selten den Schluss nahelegen, dass Adoption für die vermittelnden Stellen ein sehr einträgliches Geschäft ist.

Neben der erzieherischen Kompetenz spielt auch das Alter eine große Rolle. Eine Frau sagte mit einiger Bitterkeit: »Wenn heute eine Frau im fortgeschrittenen Alter Mutter wird, beglückwünscht man sie. Wir, als adoptionswilliges älteres Paar haben nur die Chance, ein älteres Kind mit einer zumeist belasteten Heimkarriere zu bekommen.« »Man braucht schon ein stabiles Selbstwertgefühl, um sich so durchleuchten zu lassen«, äußerte sich eine promovierte Juristin. »Eine solche Direktheit und fehlende Sensibilität würde ich mir in einer Beratungssituation nicht erlauben.«

Aber es gibt auch positive Erfahrungen im Vorfeld. Eine engagierte Sozialarbeiterin ermutigte, bestärkte und beriet unsichere Eltern so, dass diese sagten: »Wir fühlten uns in unserem Wunsch verstanden und getragen. Wir wissen darüber hinaus, dass wir uns in allen Schwierigkeiten immer wieder an sie wenden dürfen. Sie hat uns zugesichert, selbstverständlich jederzeit unterstützend zur Verfügung zu stehen. Das hat uns in unserem Entschluss sicher gemacht.«

1.4 Formen der Adoption

Inkognito-Adoption

Bei der Inkognito-Adoption, die früher üblich war, gibt es keinen Kontakt mit den leiblichen Eltern. Namen und Adresse sind wechselseitig nicht bekannt. Über die Vermittlungsstelle ist es für die abgebenden Eltern möglich, Informationen über die Entwicklung des Kindes zu bekommen.

Das Bemühen, die Vergangenheit vor der Adoption auszublenden, scheint die Adoptivsituation vordergründig zu erleichtern. Gleichzeitig besteht die Gefahr, eine neue Zukunft auf tönernen Füßen aufzubauen. Und eine solche Basis hält einem Entwicklungssturm, der spätestens in der Pubertät zu erwarten ist, nicht stand. Die leiblichen Eltern werden zu Schemen, im negativen Fall zu Gespenstern, die die Sicherheit in der Adoptivfamilie bedrohen können. Sowohl eine Idealisierung als auch eine Dämonisierung unterstützt und verstärkt Unsicherheit und Ambivalenz. Ist die fantasierte Welt tatsächlich das Abbild der Wirklichkeit?

Die Vorstellung, das Negieren der Wurzeln würde das Leben in der Adoptivfamilie erleichtern, ist ein Irrtum. Die Verleugnung der Vergangenheit macht Kinder von den Eltern und umgekehrt Eltern von ihren Kindern abhängig. Auf diese Weise wird der notwendige Weg in die Selbstfindung, in die Unabhängigkeit, erschwert, machmal sogar unmöglich. Aus Angst vor Bindungsverlust, der oft als gefürchtete Wiederholung traumatischer Verlusterfahrungen eingestuft wird, bietet sich die Vermeidungsstrategie eines »Nesthockers im Hotel Mama« an.

Halboffene Adoption

In der halboffenen Adoption sind Kontakte zwischen den leiblichen und den Adoptiveltern möglich. Der Kontakt läuft über die Vermittlungsstelle. Zwar können Briefe über die Institution ausgetauscht werden, jedoch bleiben Namen und Adressen bei beiden unbekannt.

Diese Form der Adoption stellt einen gewissen Kompromiss dar. Der Kontakt erlaubt eine konkretere Vorstellung von den leiblichen Eltern, sie bleiben aber in der Distanz und greifen nicht als reale Personen in das Beziehungsgeschehen ein. Ist es wirklich ein entwicklungsfördernder Kompromiss oder der Versuch, es allen Beteiligten recht zu machen? Steckt dahinter die Angst der Adoptiveltern, in einem lebendigen Vergleich in den Augen des Kindes zu verlieren? Ist die Unfähigkeit zu einem klaren Bekenntnis zur Vergangenheit, die von Realpersonen gestaltet wurde, die eigentliche Triebfeder?

Es mag objektive Gründe geben, den Kontakt mit den leiblichen Eltern zu reduzieren, um das Kind zu schützen. Als Beispiel denke ich an einen Vater, der wegen eines Gewaltverbrechens einsaß, aber diese Extremfälle sind nicht so häufig. Näherliegend scheint mir das Bedürfnis der Adoptiveltern zu sein, einen Vergleich zu vermeiden und sich als ausschließlich gute Bezugspersonen anzubieten.

Offene Adoption

Die dritte Form ist die offene Adoption. Hier sind wechselseitig Namen und Adressen bekannt. Kontakte können direkt geknüpft werden, Briefe, Geschenke und persönliche Begegnungen sind möglich. Die Interaktion geschieht in wechselseitiger Übereinkunft. Die Vermittlungsstelle hat darauf keinen Einfluss.

Diese Form der Adoption wird immer häufiger. Sie setzt Reife und Eigenständigkeit auf beiden Seiten voraus, hat aber auch mehr konkretes Konfliktpotential in sich als die anderen Formen der Adoption.

2 Jedes Adoptivkind hat eine eigene Geschichte

2.1 Idealvorstellungen vom Adoptivkind und die Realität

Der Wunsch, ein Kind zu adoptieren, wird immer begleitet von inneren Bildern, Vorstellungen und Fantasien. »Lieber ein kleiner Engel als ein frecher Bengel«, sagte eine Frau in einer Vorbereitungsgruppe etwas beschämt. »Und goldlockig sollte dieser kleine Engel natürlich auch sein«, ergänzte ihr Mann ein wenig ironisch.

Natürlich bestehen Vorstellungen und Wünsche. Im Geheimen erhofft man sich, wenn schon nicht einen kleinen Engel, so doch ein Kind, dessen man sich nicht schämen muss. Es soll in der Atmosphäre von Liebe und Akzeptanz gut gedeihen, keine groben Verhaltensauffälligkeiten zeigen, den Schulalltag meistern, sozial kompetent sein und zu einem selbstbewussten Menschen heranreifen.

Die Wirklichkeit ist oft ernüchternd, aber dafür wahrhaftiger:

Ein Elternpaar, das zwei Kinder aus Thailand adoptiert hat, begründete seine Wahl damit, dass es von der Liebenswürdigkeit, Freundlichkeit und Geduld der Thailänder beeindruckt war. »Natürlich dachten wir, dass dies eine spezielle Eigenschaft aller Thailänder ist, sozusagen in ihrem Erbgut verankert, aber wir sind sehr unsanft auf dem Boden der Realität angekommen. Wir haben zwei unfreundliche, häufig aggressive Kinder. Unsere Tochter ist in der Pubertät. Ihr kann man sowieso nichts recht machen. Ich bin nur ›peinlich‹ und ›von gestern‹. Unser Sohn grenzt sich als Vorpubertierender von jeglicher Forderung lautstark ab. Eigeninitiative kennt er nur im Umgang mit dem Smartphone. Wir sind die absolute Zumutung. Aber eigentlich leben wir ja diese offene, ungeschminkte Art, mit der gefühlten eigenen Wahrheit umzugehen, vor. Wir haben durch unsere Kinder viel dazugelernt und lernen immer noch weiter. Vor allem mussten wir uns mit unseren geheimen Fantasien auseinandersetzen und unsere Harmoniebedürftigkeit, die die Kehrseite unseres Miteinanders darstellt, auf den Prüfstand stellen!«

2.2 »Armes« Adoptivkind

Sind Adoptivkinder grundsätzlich zu bedauern? Haben sie das schlechtere Los gezogen? Wenn es Schwierigkeiten gibt, sind Äußerungen der Umwelt nicht selten, die auf fragwürdige Gene hinweisen oder den Adoptiveltern eine fehlende Erziehungsfähigkeit attestieren. Traumatische frühe Erfahrungen gibt es jedoch gleichermaßen bei leiblichen Kindern. Ablehnende oder zumindest ambivalente Gefühle haben nicht nur abgebende Eltern oder Mütter, sondern ebenso häufig Eltern, die ihr Kind behalten. Frühe Bindungsstörungen finden sich nicht nur bei Adoptivkindern.

Wir wissen heute, wie wichtig eine entspannte, bezogene Schwangerschaft für einen guten Start ins Leben ist. Es gibt bei Kindern, die abgegeben werden, ebenso wie bei Kindern, die in ihrer Primärfamilie bleiben, problematische vorgeburtliche Entwicklungserfahrungen, die tiefe Spuren hinterlassen.

Das Trauma des Abgegebenseins ist deshalb zusätzlich belastend, weil es häufig in die sogenannte Trennungs- und Verlustphase fällt: Von seinem sechsten Lebensmonat an erkennt das Kind die Einmaligkeit seiner Bezugspersonen. Es hat Mutter und Vater oder die Menschen, die die individuelle Fürsorge übernommen haben, als einzigartig erkannt. Darum wirkt sich eine Trennung in diesem Zeitraum, der bis ins zweite Lebensjahr reicht, besonders belastend aus.

In einem solchen Fall werden erneut Überzeugungen einer geringen Verlässlichkeit der Umwelt verinnerlicht, die sich als Verstärker einer zumeist problematischen Schwangerschaftserfahrung erweisen. Um psychisch wie physisch zu überleben, müssen Adoptivkinder unbewusst die Schlussfolgerung ziehen, dass sie nicht wertvoll genug waren, um behalten zu werden. Nicht selten bleibt diese Trennungserfahrung nicht die einzige. Es folgen eine oder mehrere Pflegestellen, die zwar einen möglichen positiven Bezugsrahmen anbieten, der jedoch meist nicht hält. Ein Kind muss Zuversicht und Vertrauen verlieren, wenn es wie eine Ware von einem Besitzer zum anderen weitergereicht wird.

Verbringt ein Kind die erste Lebenszeit im Heim, wird in der Regel keine personale Bezugserfahrung gemacht. Es gibt zum Glück gelegentlich Ausnahmen. So erzählte mir eine Heimerzieherin, sie habe einen kleinen Jungen sehr ins Herz geschlossen und immer wieder versucht, sich für ihn ein Stück Extrazeit zu nehmen. »Er war einfach so originell und konnte mich so gewinnend anschauen, da bin ich jedes Mal hingeschmolzen.«

Dieser Junge hatte, als er mit zweieinhalb Jahren adoptiert wurde, eine gute Basis des Wahrgenommenseins, so dass er die Adoptiveltern vertrauensvoll annehmen konnte. Aber das sind leider Ausnahmen. Es liegt nicht an der fehlenden Liebesfähigkeit der Heimerzieher, sondern an dem zumeist schlechten Betreuungsschlüssel und dem häufigen Wechsel der Bezugspersonen, dass sich keine sichernde Kontinuität entfalten kann.

Die defizitäre Bindungserfahrung und das Trauma des Abgegebenseins

Man muss davon ausgehen, dass Adoptivkinder bereits während der Schwangerschaft negative Erfahrungen gemacht haben. Sie waren nicht gewollt, wurden vielleicht unter belastenden Umständen gezeugt. Sie sind möglicherweise Folge von Missbrauch oder Vergewaltigung oder gar von Inzest. Musste die Schwangerschaft verheimlicht werden, war die Mutter zu jung, gab es den moralischen Zwang, das Kind auszutragen, wurde die Mutter ausgegrenzt oder vom Erzeuger noch während der Schwangerschaft verlassen?

Viele traurige, belastende oder beschämende Geschichten sind mit der Bereitschaft, ein Kind zur Adoption freizugeben, verbunden. Zusätzlich ist bei Auslandsadoptionen häufig nicht wirklich bekannt, welche Motive im Hintergrund standen. Nicht selten werden Geschichten geschönt, um eine Adoption zu erreichen.

So denke ich an ein brasilianisches Adoptivkind, von dem berichtet wurde, beide Eltern, Studenten, hätten sich für eine Elternschaft zu jung gefühlt. Der Junge selbst wirkte eher, als ob er aus einer anderen Schicht kam. Seine Adoptivmutter äußerte häufig im Spaß: »Er ist halt unser kleiner Indianer. Er ist ein richtiger Naturbursche, Intellektualität ist für ihn ein Fremdwort. Wer weiß, wer seine Eltern wirklich gewesen sind. Aber wir lieben ihn wie er ist.«

Fast allen Adoptivkindern fehlen positive frühe Bindungserfahrungen. Viele Mütter schwanken während der Schwangerschaft zwischen assoziierten und dissoziierten Gefühlen: Einerseits bejahen sie trotz aller Schwierigkeiten die Schwangerschaft und das werdende Kind, andererseits wird oft auch die Schwangerschaft verleugnet, oder es wird angesichts der Absicht, das Kind zur Adoption freizugeben, keine emotionale Beziehung aufgenommen. Damit wird verständlich, dass seitens des Kindes Nähe und Verbundenheit statt mit Verlässlichkeit mit drohendem Verlassenwerden verknüpft wird. Und das manchmal ein Leben lang.

Als weiteres konkret belastendes Moment wirkt sich die Tatsache des Abgegebenseins aus. Auch wenn ein Kind sofort nach der Geburt in die Adoptivfamilie kommt, wird die Erfahrung eines frühen Verlustes verinnerlicht. Viele Eltern sind der Überzeugung, dass etwas, das nicht bewusst erinnert wird, keine negativen Auswirkungen hat. Erst durch die Bindungsforschung wissen wir, in wie starkem Maße sich gerade die frühesten Erfahrungen zu formenden Prinzipien entwickeln. Bereits zu diesem Zeitpunkt bilden sich im Gehirn Verknüpfungen, die das Gefühl für eine sichere Körperidentität, aber auch für Selbstvertrauen und Selbstwertgefühl entstehen lassen. Adoptiveltern stehen ihrerseits vor der Aufgabe, die Weichen neu zu stellen und damit dem Kind eine neue Welt- und Selbstperspektive zu ermöglichen.

Tom, ein Zwölfjähriger, wurde abgegeben, als er neun Monate alt war. Dem ging eine extrem unsichere Zeit voraus, in der die Mutter schwankte zwischen dem Bedürfnis, das Kind zu behalten, und dem Wunsch, es abzugeben. Diese Ambivalenz prägte auch das Gefühlsleben des Kindes und wurde zu einem angsterfüllten Bindungsthema. Unterschwellig lebte er in der ständigen Furcht, wieder abgegeben zu werden. Paradoxerweise inszenierte er jedoch immer wieder Situationen, die die Eltern wütend oder hilflos machten, so dass damit die Angst, die ihn besetzte, ständig neue Nahrung erhielt. Er konnte in einer Weise verbal provozieren, entwerten und andere, vor allem auch Mitschüler, lächerlich machen, dass die Lehrer den Eltern eine Internatsunterbringung empfahlen, um dem Jungen die Chance zu geben, soziale Kompetenz zu lernen. Dieser seinerseits schien nach dem Motto zu leben »Lieber jetzt hinausgeworfen werden, als ständig in angstvoller Erwartung dieser Wahrscheinlichkeit zu leben«. Gleichzeitig war er in der Zweierbeziehung freundlich, zugewandt, höflich, vor allem Fremden gegenüber, so dass die Eltern immer wieder positiv auf ihren wohlerzogenen Jungen angesprochen wurden.

Die Zwiespältigkeit seiner leiblichen Mutter war so früh verinnerlicht, dass sie zu seinem eigenen Charakterzug geworden zu sein schien. Erst über eine lange Therapie wurde es ihm möglich, den Mut zur Eindeutigkeit zu entwickeln und ein Selbstgefühl zu stabilisieren, so dass er es nicht mehr nötig hatte, sich auf Kosten anderer zu profilieren.

Die wichtigste Neuerfahrung war für ihn, andere als »Kumpel« wahrnehmen zu können und Solidarität in ihrer stützenden Qualität zu erleben. Das Ergebnis dieser neuen Einstellung zu den Gleichaltrigen, aber auch zu sich selbst, war seine Wahl zum Klassensprecher. »Ich will in der Schülermitverwaltung etwas bewegen, damit der Schulalltag uns allen mehr Freude macht. Und ich glaube, ich kann die Interessen der Klasse gut vertreten.« Schöner kann man einen inneren Reifungsprozess von der angstgeprägten Egomanie zur mitfühlenden Gemeinsamkeit nicht ausdrücken.

Frühe Bindungserfahrungen und Verhaltensauffälligkeiten

Bei fast allen Adoptivkindern ist der Beginn des Lebens mit negativen Erfahrungen verknüpft. Nicht gewollt zu sein, nicht so gewollt zu sein, erzeugt bereits vorgeburtlich ein labiles Selbstwertgefühl. Angesichts der Ungeschiedenheit von Körper und Seele in diesem frühen Stadium des Werdens, kann der Körper als Repräsentant einer sich entwickelnden Identität nicht positiv besetzt werden.

Sobald das Kind auf der Welt ist, braucht es von Sprache begleitete, sich wiederholende Erfahrungen wärmenden Hautkontaktes. Streicheln, Spielen mit den kleinen Gliedmaßen, liebevolle Berührungen, zärtliches Schmusen, sozusagen von Bauch zu Bauch, all das erlaubt einem Kind, seinen Körper zunehmend zu »bewohnen«, sich ihm als dem »eigenen Haus« zugehörig zu fühlen.

Frühe Mangelerfahrungen, Distanz statt liebevoller Nähe werden verinnerlicht. Der Körper wird zu etwas Fremden, dem man sich nicht selbstverständlich verbunden fühlt. Nicht selten ist nur über den Schmerz ein Gefühl der Zugehörigkeit erlebbar. Die schmerzhafte Wiederholung eines solchen Reizes, der stellvertretend für die Sehnsucht nach Nähe steht, mündet häufig in die Sucht nach selbstverletzendem Verhalten.

Hier liegt auch ein Grund für das zunehmend auftretende »Ritzen«. Gerade Kinder und Jugendliche mit einer frühen Bindungsstörung und dem damit verbundenen Fehlen eines positiven Körperbezuges können sich nur über den Schmerz fühlen. Eine Jugendliche sagte mir einmal: »Nur wenn ich mir Schmerz zufüge und das Blut nach dem Ritzen fließen sehe, habe ich das Gefühl, ich selbst zu sein.«

Zwischen Anpassung und Auflehnung

Darf man sich als »armes Adoptivkind« Trotz erlauben? Darf man Widerstand gegen Fürsorge und Bemühen der Eltern zeigen, weil es ein Gebot der Progression ist, Schritte in die Autonomie zu entwickeln? Kann man als traumatisiertes Kind davon ausgehen, dass die elterliche Geduld, das liebende Verständnis ausreicht, um aggressive Abgrenzung zu wagen?

Viele Kinder beantworten bereits im Vorfeld unbewusst diese Fragen negativ. Sie bemühen sich um Anpassung und neigen dazu, sich selbst bei dem geringsten Fehlverhalten als »böse« einzustufen. Das zu Grunde liegende Gefühl des Selbstunwerts erfährt in der Selbsteinschätzung Bestätigung. So wird der Teufelskreis der Überanpassung immer neu angeheizt, bis die psychische Kraft zusammenbricht und eine zunehmend dramatische Symptomatik zu einem lebenserhaltenden Ventil genutzt werden muss.

AUFGABEN DER BILDUNGSINSTITUTIONEN Jungen mit ihrem geschlechtsspezifischen vermehrten Bewegungsdrang, ihrer größeren Schwierigkeit, sich anzupassen, ihrer Dynamik und ihrem anlagemäßig stärkeren aggressiven Potential haben es in Kindergarten und Schule zusätzlich schwer. Erzieherinnen und Lehrerinnen erwarten gemäß ihrer eigenen Anlage vor allem ruhige Anpassung, was Mädchen leichter fällt. So werden adoptierte Jungen sehr schnell zusätzlich pathologisiert und womöglich mit der Diagnose ADHS stigmatisiert.

Hier fehlt noch viel an angemessener Information und die Bereitschaft, anzuerkennen, dass sich Jungen und Mädchen sehr wesentlich unterscheiden. Unser Schul- und Bildungssystem müsste ganz anders auf diese unterschiedlichen Gegebenheiten reagieren. Sind also, konkreter betrachtet, adoptierte Jungen mehr zu bedauern als adoptierte Mädchen?

DIE ROLLE DER VÄTER Ich habe die Erfahrung gemacht, dass gerade in der Adoptivsituation die Väter besonders engagiert sind. Sie beteiligen sich ganz selbstverständlich an Fortbildungsveranstaltungen. Sie kommen aus eigenem Impuls zu den Gesprächen und bemühen sich aus persönlicher Überzeugung um ihr Kind. Ein Vater sagte mir, er habe schließlich selbst ein Kind gewollt und sich nicht etwa dem Wunsch seiner Frau angeschlossen. In der gemeinsamen Arbeit war es kein Problem, ihn für spezifisch »jungenhafte« Unternehmungen zu begeistern. In der Erfahrung einer solchen engagierten Väterlichkeit geht es adoptierten Jungen gut. Sie dürfen sich in ihrer Vitalität bestätigt fühlen und erleben das Männliche als positive, zur Identifikation herausfordernde Zukunftsperspektive.

Wir brauchen in der Erziehung von Jungen mehr Männer. Es unterstützt das Selbstbewusstsein und das Selbstwertgefühl, wenn zum Beispiel nicht zur Ruhe gemahnt, sondern im gemeinsamen Fußballspiel der Bewegungsdrang lustvoll ausgelebt wird. Vitalität und dynamisches Agieren sind nicht Ausdruck einer problematischen Psyche, sondern ureigenstes Bedürfnis von Jungen (und gelegentlich auch Mädchen!). Theodor Storms Geschichte vom »kleinen Häwelmann« fasst diese Notwendigkeit bildhaft zusammen, ohne daraus den Schluss einer pathologischen Diagnose zu ziehen.

TROST UND HOFFNUNG Kinder sollten immer da abgeholt werden, wo sie sich gerade befinden. Das Trauma des Nicht-gewollt-Seins, Trennungs- und Verlusterfahrungen, der Zweifel an der Richtigkeit der eigenen Identität und Rolle bilden eine schwankende Basis für Vertrauen und Selbstbewusstsein. Das will gesehen und auch im Spiel und Gespräch aufgenommen werden. Kleinere Kinder haben die Möglichkeit, in Rollenspielen, im Malen und im symbolischen Tun ihre Schwierigkeiten darzustellen, und damit auch die Chance, sie zu verarbeiten. Größere Kinder brauchen das Gespräch, in dem ihnen ihre Trauer, ihre Frustration und ihr Zweifel zugestanden wird. Erst dann sind sie in der Lage, positive Aspekte der neuen Situation wahrzunehmen und auf Kontinuität zu bauen. Dann kann es im besten Fall gelingen, den Kindern zu vermitteln, dass abgegeben werden zwar belastend, vielleicht sogar traumatisch sein kann, auf der anderen Seite aber gerade dieses Schwere die Neubegegnung mit liebenden Menschen ermöglichte. Kinder lernen auf diese Weise schon früh, dass alle Dinge aus zwei Perspektiven betrachtet werden können. Das Dunkle auf der einen hat auch immer einen Lichtaspekt auf der anderen Seite. So mag das vordergründig arme Dasein eines Adoptivkindes gleichzeitig den Reichtum einer neuen und liebevollen Beziehung enthalten. Das kann trösten und hoffen lassen.

Die neunjährige Julia fasste ihr Schicksal folgendermaßen zusammen: »Meine Mutter wollte mich nicht haben, schon gar nicht als Mädchen, und mein Vater hat behauptet, er sei nicht der Vater. Dann wurde ich adoptiert und meine Eltern wollten unbedingt mich, ein Mädchen. Dann haben sie mit meiner Mutter Kontakt aufgenommen und mit meinem Vater auch. Und jetzt sind wir beinahe wie eine Familie. Jetzt habe ich eigentlich zwei Mütter und zwei Väter. Meine leiblichen Eltern mögen mich nämlich inzwischen auch. Das kommt daher, weil meine Adoptiveltern ganz nett mit ihnen waren und viel geredet haben. Ich weiß nicht genau, wie sie das gemacht haben. Aber ich bin richtig froh darüber. Wer hat schon vier Eltern? Meine Klassenkameradinnen beneiden mich beinahe!«

Fehlende Wurzeln

Es bleiben aber oft ungelöste Fragen, die für Kinder und Jugendliche weiterhin einen deprimierenden Gehalt in sich tragen können. Die Frage nach den Wurzeln erhält spätestens in der Pubertät existentielle Bedeutung.

In Umbruchszeiten, in denen die Gegenwart bereits voller Irritation ist, fällt es besonders schwer, zuversichtlich nach vorne zu blicken, wenn das Wissen um die primären Wurzeln fehlt, wenn die Heranwachsenden den Eindruck haben, aus dem Nichts gekommen zu sein. Das betrifft Babyklappenkinder aus unseren Breiten genauso wie inkognito adoptierte Kinder und schließlich auch die sogenannten Findelkinder aus der Dritten Welt. Die Suche nach der eigenen Vergangenheit hört dann beim Nichtwissen, bei der Babyklappe, auf der Schwelle des Waisenhauses oder der kirchlichen Einrichtung auf. Beim besten Willen können Kinder nicht mehr erfahren und sind auf Vermutungen, Befürchtungen auf der einen, Sehnsüchte und Hoffnungen auf der anderen Seite angewiesen, ohne dass die Chance einer Klärung zu erwarten ist.

Mit diesem Rest an Unsicherheit besteht für die Kinder und Heranwachsenden die Gefahr, sich selbst fremd zu werden. »Wenn Sie mich fragen«, so formulierte ein 18-jähriger junger Mann seine Findelkind-Situation: »Besser abtreiben als auf diese Art und Weise zur Adoption freigeben. Ich grüble immer wieder nach, wer wohl meine leiblichen Eltern sein könnten. Wie sehen sie aus, haben sie einen Beruf, habe ich noch Geschwister? Manchmal verzweifle ich und da können mir meine Adoptiveltern, auch wenn sie sich noch so sehr bemühen, nicht weiterhelfen.« Es brauchte einen langen Einsatz der analytischen Bearbeitung dieser resignativen Lebenseinstellung, bis der junge Mann zu einer positiven Einstellung und einem »Dennoch« fand.

Ein Wissen um die Wurzeln ist notwendig, um sich verankert zu fühlen. Das Wissen um das eigene Herkommen, sei es problematische Realität oder positive Fantasie, erlaubt mit Hilfe der neuen, günstigeren Umstände als adoptierte Kinder den zuversichtlichen Blick nach vorn. Das schaffen viele Adoptiveltern durch ihren unermüdlichen Einsatz auch da, wo es keine Vergangenheit zu geben scheint. So lernen viele Adoptivkinder trotzdem, Flügel zu entwickeln, um die Gestaltung des eigenen Lebens zu wagen.

- Adoptivkinder sind aufgrund häufiger Trennungserfahrungen in der Gefahr, sich überangepasst zu verhalten und aggressive Impulse zu verdrängen.
- Männliche Adoptivkinder brauchen eine präsente Vaterbeziehung, um sich selbstbewusst vom Weiblichen unterscheiden zu können.

- Eine Verarbeitung der individuellen Konflikterfahrungen braucht das bezogene Gespräch.
- Fehlende Wurzeln können den unbefangenen Blick in eine positive Zukunft hemmen.
- Kinder ohne Wurzeln sind dennoch in der Lage, Flügel zu entwickeln.
- Abspaltung eines »ersten Lebens« als Anpassungsleistung schließt die Gefahr einer späteren Dekompensation in sich.

2.3 Symptome der frühen Lebensphase und ihre Symbolik

Symptome teilen uns in verschlüsselter Form häufig den zu Grunde liegenden ungelösten Konflikt mit. Es erweist sich oft als hilfreich, der Symbolik des Symptoms nachzugehen. Hierbei kann es einem jedoch ähnlich gehen wie den Ratsuchenden der Antike, wenn sie sich vom Orakelspruch in Delphi eine eindeutige Aussage erhofften. Symbolische Aussagen enthalten immer Rätsel, die nicht rational, sondern nur mit dem fühlenden Hinlauschen verstanden werden können. Die Geschichte ist voll von missverstandenen Prophezeiungen, die in eine Sackgasse führten, ebenso wie von Symptomen, die, falsch verstanden, in eine Negativspirale mündeten und das ungelöste Problem verschlimmerten, statt es zu lösen.

Ein fünfjähriger, unter hohem Anpassungsdruck erzogener Junge kotete noch regelmäßig ein. Alle Bemühungen, ihm den Toilettenbesuch nahezubringen, scheiterten. Weder mit Liebe und Geduld noch mit Strenge und Strafen konnten die Eltern etwas erreichen. In der ersten Kontaktstunde griff der Junge begeistert nach der Armbrust und schoss auf eine überdimensionale Drachenfigur. Dabei äußerte er spontan, er habe eine Stinkwut. Die Eltern konnten schrittweise verstehen, dass ihre aggressionsverleugnende Erziehung zu einem enormen Stau der psychischen Energie geführt hatte. Der liebe und überangepasste Junge konnte nur mit Hilfe des Symptoms Protest und Opposition äußern. Er hatte eine »Stinkwut«! Über eine veränderte Erziehungseinstellung lernten die Eltern ihrem Sohn mehr Eigenständigkeit, mehr Autonomie und das Ausleben von Aggressionen zuzugestehen, so dass das Symptom in seiner Stellvertreterfunktion überflüssig wurde.

Ein anderes, bei Adoptivkindern häufig auftretendes Symptom ist das nächtliche Einnässen. Die Eltern eines achtjährigen Mädchens kamen ganz verzweifelt, nachdem alle äußeren Maßnahmen nichts genützt hatten. Wir konnten parallel zur Therapie im Gespräch erarbeiten, dass dieses tagsüber heitere, aktive und kluge Mädchen sich nachts eine Kompensation erlaubte. Ein Stück Sehnsucht in die Geborgenheit eines Kleinkindes, depressive Seiten im Sinne eines Weinens durch die Blase und schließlich auch die Frage nach der eigenen Identität und Rolle.

Für die Eltern war es ein wichtiger Schritt, das begabte Mädchen nicht noch mehr zu fördern, sondern regressiven Sehnsüchten Raum zu geben. Der Vorschlag, das Mädchen bewusst regredieren zu lassen und ihm über Babyspiele zu ermöglichen, ein frühes Defizit auszugleichen, erlaubte insgesamt Entspannung. Die Eltern waren sehr erleichtert, sich von ihrem selbstverordneten Erziehungsdruck befreien zu dürfen und genossen die Kleinkinderspiele. Waren es zunächst Episoden, in denen das Mädchen, auf einem Fell auf dem Boden liegend, ein Babyfläschchen mit Tee trank und sich über Urlaute mit der Mutter austauschte, so folgten später Versteckspiele in der Wohnung.

Wichtig war dabei, dass Vater oder Mutter zunächst über den Verlust des Kindes klagen und laut jammern mussten, um dann umso glücklicher den verloren geglaubten Schatz zu entdecken und in die Arme zu schließen. So gelang es schrittweise, ein inneres Gleichgewicht zwischen progressiven Impulsen und regressiven Sehnsüchten herzustellen, so dass das Kind zunehmend auf das Symptom verzichten konnte.

Eine engagierte Adoptivmutter wurde von empörten Erzieherinnen darauf hingewiesen, dass ihr sonniger Dreijähriger immer wieder, gewissermaßen aus heiterem Himmel, andere Kinder biss. Für die Mutter war diese Mitteilung ein regelrechter Schock. »Er ist doch so ein wonniger, süßer Junge, so originell und witzig, dass wir alle unsere helle Freude an ihm haben.«

Aber vielleicht zeigte sich gerade in dieser Aussage der zu Grunde liegende Konflikt. Der seitens des Jungen gefühlte Anspruch, ganz lieb zu sein, zwang ihn zur Verdrängung seiner vitalen, aggressiven Seite. Diese konnte sich nur über seine plötzlichen Ausbrüche zeigen. Gleichzeitig hatte ich im Kontakt mit dem wirklich entzückenden kleinen Jungen den Eindruck, dass er vor diesen Beißimpulsen selbst Angst hatte.

Ich schlug der Mutter vor, mit Hilfe eines Tennisballes und eines weißen Tuches ein Gespenst zu basteln und dieses mit glotzenden Augen und einem Riesenmund mit vielen spitzen Zähnen zu bemalen. Dieses Wesen sollte als furchterregender Gegner regelmäßig gebissen werden. Über eine Ritualisierung des Rollenspiels sollte der Junge seine vitale Energie angst- und schuldfrei ausleben und gleichzeitig seine Ängste vor sich und der Welt bewältigen. Als entspannende Metapher bot ich der Mutter noch an, dass ihr Kind offenbar »Biss« habe. Bei dieser Äußerung lachte der Vater, der sich bis jetzt im Hintergrund gehalten hatte: »Und von wem hat er das wohl?«

2.4 Regression und Progression, ein Ambivalenzkonflikt

Der Zwiespalt zwischen gegenläufigen Impulsen, zwischen regressiven und progressiven Tendenzen ist ein Grundkonflikt der meisten Adoptivkinder. Das subjektive Bedürfnis, frühe Geborgenheitserfahrungen nachzuholen, lässt häufig auf kleinkindliche Verhaltensweisen regredieren. Dies kann sich in einer verzögerten Sprachentwicklung niederschlagen, im Verharren in ansprüchlicher Abhängigkeit oder in mangelndem Zutrauen in altersentsprechende Fähigkeiten. Das emotionale Zurückweichen in eine behütete Frühzeit scheint ein Nachholen einst fehlender positiver Erfahrungen zu versprechen. Gleichzeitig reagieren Kinder damit oft auf die meist unbewussten Fantasien und Wünsche ihrer Eltern.

Wenn ein Kind erst mit einigen Jahren adoptiert wurde, fehlt ein Stück gemeinsamen Erlebens. »Ich würde viel darum geben, wenn ich mein Kind als Säugling erlebt hätte. Mir fehlen diese frühen Bilder und darum neige ich dazu, mein Kind über die Maßen zu beglucken.«

Ein Elternpaar, das ein Babyklappenkind adoptieren konnte, meinte dagegen: »Wir sind so glücklich, diese frühe Zeit mit unserer Tochter erlebt zu haben. Sie und wir brauchen nichts nachzuholen und können uns über jeden Entwicklungsschritt freuen. Mit der positiven Säuglingszeit haben wir ein Kapital, das uns ermöglicht, hoffentlich auch gut durch die Pubertät zu kommen.«

Die »Flucht nach vorn« in die Rationalität

Wenn Kindern jedoch bewusst wird, dass ein erneutes Kleinkindsein nicht möglich ist und sie unter Umständen mit ihren regressiven Wünschen bei den Adoptiveltern sogar Ermahnungen und Vorwürfe ernten, bietet sich zwangsweise eine scheinprogressive Einstellung als Alternative an. So kommt es zu der neurotischen Konfliktlösung einer »Flucht nach vorn«. Überzogene Autonomie wird zu einer lebensrettenden Perspektive, die so rasch wie möglich zu verwirklichen ist. Sich selbstbestimmt, unabhängig zu bewegen, frei von äußeren Zwängen zu sein, sich niemandem zu unterwerfen, ist ein Ziel, das es mit allen Mitteln zu erreichen gilt.

Ein vertrauensvolles Beschreiten dieses Weges wird aber durch ein eingeschränktes Selbstwertgefühl in der Regel entscheidend behindert. Trotzdem werden alle Kräfte des Ichs eingesetzt, vorwärts zu stürmen und damit der subjektiv erlebten Bedrohung, sich im Dickicht ungestillter Sehnsüchte zu verlieren, zu entgehen.

Damit bleibt jedoch die Pflege von Bindungsfähigkeit, von Beziehung und Einfühlung auf der Strecke. Das Ergebnis ist häufig eine einseitige Leistungsorientierung, die von der Dominanz einer rationalen Einstellung bestimmt ist. Gefühle werden unterdrückt, verdrängt, so dass es zu einer zunehmenden Reifungsdisharmonie kommt, die ein inneres Gleichgewicht unmöglich macht. Man lebt in einem ständigen Widerspruch mit sich selbst unter der quälenden Herrschaft des Glaubenssatzes: »Da, wo ich nicht bin, ist das Glück.«

Aggressionen sind Vertrauensbeweise

Ein großes Problem für viele Adoptiveltern sind aggressive und destruktive Verhaltensweisen. Häufig höre ich von den Eltern, dass sie sich persönlich verletzt und entwertet fühlen angesichts von Wutanfällen, verbalen Beschimpfungen oder destruktiven Verhaltensweisen. »Mein Zehnjähriger hat mir in einem vulkanähnlichen Ausbruch meine kostbare Meißener Vase zertrümmert. Wie konnte er mir das antun! Er wusste doch, wie wertvoll sie mir war!«, klagte eine Mutter, gleichermaßen wütend und verzweifelt. Es war nicht leicht, ihr zu vermitteln, dass hinter dieser destruktiven Aggression ein Stück Vertrauen einerseits und ein Test hinsichtlich der Belastbarkeit ihrer Liebe andererseits verborgen war. Wir alle, so versuchte ich zu erklären, sind nur da aggressiv, wo wir uns der Beziehung sicher wissen und überzeugt sind, dass Aggression nichts zerstören kann. Da, wo wir zweifeln, verhalten wir uns angepasst und freundlich. Es bedeutete für diese Mutter ein große Hilfe, ihrem Sohn zu erklären, dass dieses sein Verhalten sie wütend und traurig gemacht habe, dass der Wert seiner Person damit aber nicht berührt worden sei. Wenn Eltern lernen, Verhalten und Person zu trennen und gewissermaßen in Problemsituationen nicht das Kind mit dem Bade auszuschütten, dann kann es Sicherheit in der Beziehung geben, und diese kann auch mit negativen Verhaltensweisen belastet werden.

- Adoptivkinder neigen zur Symptombildung, als Versuch, frühe defizitäre Erfahrungen in ihrer psychischen Belastung zu relativieren.
- Symptome drücken eine ungelöste Konfliktspannung aus. Sie sind nicht das Problem, sondern der hilflose Versuch einer Problemlösung.
- Betrachtet man das Symptom als verschlüsselte Botschaft, lässt es Rückschlüsse auf den unbewussten Konflikt zu und eröffnet angemessene Lösungsmöglichkeiten.
- Verhalten und Person beim Kind zu trennen, fördert die innere Sicherheit auf beiden Seiten.

2.5 »Besondere« Adoptivkinder

Ein anderes Land, eine andere Hautfarbe und dennoch mein Kind
In meiner Arbeit mit afrikanischen Adoptivkindern erlebe ich immer wieder, wie entzückend diese dunkelhäutigen Kinder mit ihren krausen Haaren sind. Ihre schwarzen Augen, der zierliche Körperbau, die geschmeidigen Bewegungen, all das gewinnt auf Anhieb. Auch die Umwelt reagiert zumeist positiv auf so ein kleines menschliches Kunstwerk.

Aber diese Kinder, so gewinnend sie sind, entwickeln sich zu kleinen Persönlichkeiten und das ist nicht immer einfach. Sie scheinen über ein besonderes Maß an Vitalität zu verfügen und setzen ihre Bedürfnisse mit Intensität durch. Ein Vierjähriger musterte mich eingehend von oben bis unten und fasste dann seine Beobachtungen in bemerkenswerter Sprachgewandtheit zusammen: »Du bist ziemlich groß und schon sehr alt. Aber ich mache mit dir, was ich will, und darum musst du jetzt mit mir kämpfen, bis du umfällst und tot bist. Und dann begrabe ich dich, weil alte Menschen sterben müssen.«

Im therapeutischen Alltag gehören solche Äußerungen zum »täglichen Brot«. Wenn Adoptiveltern das von ihrem kleinen und größer werdenden Schatz hören, kann es schon befremden. Dann wird die dunkle Hautfarbe zu etwas, das archaische Unsicherheiten provoziert, Horrorvisionen dessen entstehen lässt, was spätestens in der Pubertät auf einen zukommen kann. Aber bei aller Beunruhigung müssen Eltern sich damit trösten, dass gute Beziehungserfahrungen nicht verloren gehen, sondern nur gleichsam unter einer Decke verborgen sind. Früher oder später bricht jede Sonne durch eine dunkle Wolkenschicht und lässt das Positive wieder sichtbar werden.

Heimito von Doderer schließlich gibt noch einen wichtigen Hinweis, um mit Fremdem vertraut zu werden: »Werde dir selbst erst befremdlich und bald wird dir nichts mehr fremd sein.«

Damit könnte gemeint sein, dass es zur Überwindung von Fremdheitsgefühlen gehört, eigene Persönlichkeitsanteile zu entdecken, die mit dem Selbstbild nicht übereinstimmen. Es lohnt sich, in sich selbst Seiten zu entdecken, die, als Fremdlinge betrachtet, kein Wohnrecht in unserem Haus zu beanspruchen haben. Sich diesen Seiten zu öffnen, das darin verborgene fruchtbare Potential zu entdecken, unterstützt die Neugier, Fremdes beim Kind zu entdecken und in seiner wechselseitigen Spiegelfunktion fruchtbar zu machen. Das könnte zu einem spannenden Abenteuer werden!

Kinder aus einem anderen Kulturkreis erhalten im Angebot der Adoptiveltern eine wertvolle, entwicklungsfördernde Chance, die sie so in ihrem Heimatland eventuell nicht gehabt hätten. Dort wäre Älterwerden vielleicht vor allem mit einer Zunahme an Pflichten verbunden gewesen. Individuelle Förderung von Begabungen und Interessen hätte angesichts der Umstände zu keinem Thema von Bedeutung werden können.

Insofern ist der ambivalenzbesetzte Gegenpol nicht immer die Regression auf kindliche Positionen, sondern die Unsicherheit, ob es berechtigt ist, sich gemäß der eigenen Begabungen progressiv zu entwickeln und damit seine Herkunftssituation zu überwachsen.

Diese Chance, unterstützt von den Adoptiveltern, unterstreicht eine Zwiespältigkeit, die in einem Gefühl der »Ausbruchsschuld« (Helm Stierlin) gipfeln kann: Man darf nicht weiterkommen als es der Primärsituation gemäß wäre. Richtiger schiene womöglich, in Rücksichtnahme die eigene Entwicklungsdynamik abzubremsen, auf der Stelle zu treten oder sogar zu regredieren.

Eine Jugendliche aus Peru versuchte, diesen inneren Konflikt folgendermaßen darzustellen:

»Es ist für mich unendlich schwer wahrzunehmen, aus welchem Elend ich adoptiert wurde. Ich habe alle Möglichkeiten, was Schule, Hobbys, Berufsausbildung anbelangt. Manchmal traue ich mich gar nicht, diese Angebote anzunehmen. Ich komme mir vor, als sei das alles unverdient, wenn ich meine Herkunft und die Armut in Peru sehe. Manchmal wünschte ich mich wieder zurück in die Zeit der Kindheit. Da habe ich noch nichts von diesem Zwiespalt gewusst, da habe ich es einfach genossen, dass es mir in jeder Weise gut ging bei meinen Eltern. Und gleichzeitig weiß ich, dass ich nicht zurück kann, obwohl ich manchmal glaube, ich müsste es tun. Auf jeden Fall werde ich nach dem Abitur nach Peru gehen und meine Familie suchen und kann dann vielleicht etwas gut machen.«

In diesen Worten offenbart sich die progressive Perspektive als Bereitschaft, sich dem Leben aktiv handelnd zu stellen, und die regressive als passives Haften am Primärstatus. Jeder Ambivalenzkonflikt muss zugunsten einer Seite entschieden werden. Es gibt selten eine befriedigende Lösung eines »sowohl – als auch«. Die Entscheidung zur progressiven Einstellung erfordert Eigenständigkeit, die verbunden ist mit der Notwendigkeit, Verantwortung für sich und die eigenen Entscheidungen zu übernehmen. Leider, und das macht den Mut zur Tat so schwer, gibt es nie im Vorfeld eine Garantie für die Richtigkeit des eigenen Tuns.

Für das Mädchen war die uneingeschränkte Unterstützung seiner Pläne seitens der Eltern hilfreich, um sich seiner persönlichen Geschichte in allen Konsequenzen zu stellen und so den Ambivalenzkonflikt zwischen Wünschen nach passiver Sicherheit und autonomen Impulsen zugunsten einer mutigen Eigenständigkeit zu lösen. Selbst in diesem Alter sind viele Jugendliche darauf angewiesen, dass Eltern über eine Ermutigung zur Eindeutigkeit helfen, sich zu entscheiden. Ein klares »Ja« zu einer Perspektive schließt in sich ein »Nein« zu vielen Alternativen. Ganz allgemein fällt der Verzicht auf etwas, das befriedigend, angenehm oder bequem wäre, vielen Heranwachsenden schwer. Lieber bleiben sie im Land der uneingeschränkten Möglichkeiten, als sich aktiv einer mit Unsicherheiten und Ängsten verbundenen neuen Situation unbefangen zu stellen.

Aus der Sicht einer Jugendlichen, die sich schließlich selbst für ein unbekanntes Wagnis entscheidet, ist die Herkunft aus einem anderen Kulturkreis mit allen daraus erwachsenden Schwierigkeiten und Ambivalenzen leichter klärend zu verarbeiten. Das kann für Eltern sehr entlastend sein.

Sind die Kinder jünger, schlagen sich dagegen viele mit der Frage herum, wann ihr Kind seine Heimat kennen lernen oder auch das Heim, in dem es gelebt hat, aufsuchen soll. Ein solches Andocken an die Vergangenheit ist jedoch häufig irritierend. Es entsteht eine gravierende Verunsicherung, die die Frage der tatsächlichen Zugehörigkeit in sich schließt. Oft wird den Kindern die damit verbundene Irritation zu früh zugemutet. Erst wenn ein Kind sichere Wurzeln in der neuen Lebenssituation geschlagen hat, kann es sich mit der Welt, aus der es kommt, positiv auseinandersetzen. Das Goethe-Wort, man solle den Kindern Wurzeln und Flügel geben, könnte auch heißen, dass Kinder Bindung und Freiheit brauchen. Eine Voraussetzung, in Freiheit der alten Heimat, den damaligen Prägungen, der Geschichte ihrer Herkunft angstfrei begegnen zu können, setzt die sichernde Erfahrung voraus, in der neuen Heimat angekommen zu sein. Nicht nur die Adoptiveltern und die dazugehörigen Verwandten und Freunde, auch das Land, die Sprache müssen vertraut geworden sein.

Sowohl die Schule, als auch die *peer group* sollten zusätzlich als

Halt gebender Faktor verinnerlicht worden sein. Freundschaften verankern das Gefühl der Zugehörigkeit, sie unterstützen die Identitätsentwicklung und ein positives Rollenbewusstsein. Dann erst ist es möglich, sich in einer zwar erlebten, aber doch in all den frühen Erfahrungen belasteten alten Welt zurechtzufinden, ohne dass dies zu einer erneuten seelischen Erschütterung führt.

Ein Adoptivvater mit einem thailändischen Jungen, der vor drei Jahren adoptiert wurde, meinte dazu nachdenklich: »Es muss doch für unseren Sohn schwer sein, einerseits hier aufgrund seines asiatischen Aussehens ein Fremder zu sein, obwohl er bereits perfekt schwäbisch spricht, und gleichzeitig, wenn wir Thailand besuchen, zu erleben, dass er zwar aussieht wie die Einheimischen, aber kein Wort ihrer Sprache versteht. Vielleicht müssen wir mit unserem geplanten Besuch noch ein wenig warten, bis er sich hier ganz sicher und zugehörig fühlt.«

Ein Adoptivkind braucht in besonderer Weise die Gewissheit, wo seine gefühlte Heimat ist. Dann verliert ein loyalitätsbedingter Sog, sich der Primärsituation zugehörig zu fühlen, sich damit auch an eine traumatische Vergangenheit zu fixieren, seine Anziehungskraft, und der Weg in die Zukunft öffnet sich in Eindeutigkeit.

Adoptivkinder mit geistiger Behinderung

Bei jüngeren Adoptivkindern aus Ländern der Dritten Welt ist es oft schwierig zu unterscheiden, ob die Kinder aufgrund unzureichender Förderung und fehlender individueller Zuwendung einen Entwicklungsrückstand haben oder ob sie geistig behindert sind.

Für viele Eltern ist die Möglichkeit, ein geistig behindertes Kind zu bekommen, eine Horrorvorstellung. Wie soll es diesen Kindern einmal gehen, wenn sie auf eigenen Füßen stehen sollen? Welchen Entwicklungsspielraum haben sie überhaupt? In welcher Form kann man sie fördern? Wie reagiert die Umwelt auf diese Kinder? Es sind Gedanken und Vorstellungen, die letztlich von der Norm eines Individuums ausgehen, das sich konstruktiv und produktiv in die Gesellschaft eingliedern kann.

In dieser von Funktionalität geprägten Einstellung, die ein Spiegel unseres wirtschaftsorientierten Denkens ist, scheinen Behinderte keinen Platz zu haben. Dabei wird vergessen, dass sie häufig über eine reiche Emotionalität verfügen, die, nicht gebremst durch rationale Überlegungen, das Leben ungeahnt bereichern kann. Alle geistig behinderten Kinder, die ich kennen lernen durfte, haben mich mit der Echtheit ihres Gefühls beeindruckt. Sie spüren in unbestechlicher Form das, was wahrhaftig ist, und können gnadenlos werden, wenn sie sich getäuscht und belogen fühlen. Sie sind in der Lage, in einer Unbedingtheit zu lieben, die tief berührend ist.

Ihr Gedächtnis für jegliche Erlebnisse und Begegnungen in ihrem Leben ist bei den meisten ausgesprochen gut. Weil sie aus der Mitte ihres fühlenden Erlebens die Welt begreifen, haben positive wie negative Erfahrungen einen lebensprägenden Einfluss.

DIE ARBEIT MIT GEISTIG BEHINDERTEN KINDERN Heute wissen wir darüber hinaus, dass diese Kinder in vielen Fällen sehr gut zu fördern sind. Sie lernen vielleicht langsam, sind aber genauso wissbegierig wie andere, begabtere Kinder. Sie lernen aber im Wesentlichen über die Beziehung. Ist sie gut und vertrauensvoll, entwickeln sie oft in beeindruckender Weise Ressourcen.

Auch adoptierte geistig behinderte Kinder haben eine Geschichte. Auch hier spielen traumatische Ereignisse häufig eine prägende Rolle und belasten das emotionale Erleben in der Zukunft. Aber auch hier hat die therapeutische Begleitung als liebevolles Beziehungsangebot korrigierende Möglichkeiten.

Ich denke hierbei an einen damals Dreijährigen aus einem Heim in Kaliningrad, der – bei der Adoption auf dem Entwicklungsstand eines achtmonatigen Säuglings – weder krabbeln noch laufen konnte und auch nicht in der Lage war, sich sprachlich zu artikulieren. Er verweigerte das Essen und musste über Wochen mit der Sonde ernährt werden. Allmählich holte er mit Hilfe der geduldigen und liebevollen Behandlung seitens beider Adoptiveltern vieles an Entwicklung nach, doch erst im Schulalter wurde seine geistige Behinderung offenbar, die eine Folge des Alkoholmissbrauchs beider leiblicher Eltern war.

Ich betreute die Familie zunächst beratend. Hierbei war die Unsicherheit, in welchem Umfang eine Behinderung bestand, das größte Problem. Zunächst schien es möglich, in einer Sprachheilschule die angemessene Förderung anzubieten. Dann wurde jedoch klar, dass die Beeinträchtigung so umfassend war, dass nur eine Schule für geistige Behinderung in Frage kam. Darüber hinaus zeigte sich, dass, als Folge des Alkoholmissbrauchs der Eltern, das körperliche Wachstum eingeschränkt war. Heute hat Felix mit seinen 16 Jahren die Größe eines Neunjährigen. Der lange Weg zwischen Hoffen und Resignation, das Bemühen, das Bestmögliche an Förderung anzubieten, war für die Eltern eine enorme Belastung. Das Abschiednehmen von Wünschen und Erwartungen, die Enttäuschungen und Sorgen – dies zu verarbeiten und gleichzeitig entwicklungsfördernde Impulse zu geben, wurde in der Elternarbeit zum zentralen Anliegen. Felix selbst ist heute ein ungemein liebenswürdiger, heiterer Junge, den alle Menschen auf Anhieb mögen. Er verfügt über einen spontanen Zugang zu seinen Gefühlen und kann in einer erstaunlichen Gedächtnisleistung alle Erlebnisse und Erfahrungen in der Therapie speichern und verinnerlichen.

Die Arbeit mit ihm umfasste auch den Umgang mit dem Tod. Als seine Großmutter starb, war er zutiefst verstört. Er kam nach der Beerdigung in die Stunde und sagte völlig außer sich: »Du darfst nie sterben!« Schritt für Schritt konnten wir erarbeiten, dass alle Menschen, wenn sie alt werden, sterben. Auf der anderen Seite konnte er jedoch verstehen, dass er in der Lage war, alles in der Erinnerung zu bewahren, was für ihn in den therapeutischen Stunden wertvoll gewesen war. Als diese Sicherheit in ihm gewachsen war, erklärte er eines Tages: »Du kannst ruhig sterben, ich habe dich nämlich in meinem Herzen und da bleibst du und darum stirbst du nie.«

GEISTIG BEHINDERTE KINDER, OPFER VON LIEBLOSIGKEIT UND GEWALT Wie werden traumatische Erfahrungen, vor allem Gewalt, von einem geistig behinderten Kind verarbeitet? Gleichzeitig stellt sich die Frage, wie die Umwelt mit Reaktionen, die in der Regel das Spiegelbild des Erlebten sind, umgeht.

Remo, ein bildhübscher Junge aus Rumänien, zeigte zunächst nur ein extrem aggressives Verhalten. Er war mit zweieinhalb Jahren adoptiert worden, nach einem seit Geburt bestehenden Heimaufenthalt. Über seine leiblichen Eltern konnte nichts in Erfahrung gebracht werden. Remo sprach so gut wie nicht, stattdessen kratzte, biss und schlug er um sich. Bei jeder Gelegenheit warf er sich auf den Boden und schrie, als ob man ihn ermorden wolle. Die Verhaltensauffälligkeiten standen zunächst in einer Weise im Vordergrund, dass die geistige Behinderung ein sekundäres Problem war. Man musste von schweren Traumatisierungen ausgehen, die er in Aggression und Destruktion zu verarbeiten versuchte. Mit sechs Jahren kam er in meine therapeutische Behandlung. Über lange Zeit agierte er auch in den Stunden hoch aggressiv. Ich musste, ähnlich wie die Eltern, in einer permanenten Hab-Acht-Stellung sein, um nicht verletzt, mit irgendwelchen Gegenständen beworfen zu werden oder um zu verhindern, dass Objekte im Raum zerstört wurden.

Das Hauptproblem war, dass die Unterscheidung zwischen Ich und Du für ihn über lange Zeit nicht möglich war. Verletzte er andere, war es, als ob er selbst den Schmerz erlebte. Jede seiner aggressiven Handlungen war in der autodestruktiven Empfindung für ihn wie eine Retraumatisierung. Insbesondere Babys versuchte er immer wieder anzugreifen. Mit wachsender Verbalisierungsfähigkeit berichtete er von den bösen Frauen, die ihn geschlagen hätten und warf mit wenigen Strichen beeindruckende Zeichnungen diesen Inhaltes aufs Papier. Eine große psychische Belastung für die Eltern waren die extremen Schwankungen im Erleben und Verhalten. Besonders bei körperlichen Entwicklungsschüben, wie zum Beispiel beim Zahnwechsel, war er kaum zu halten beziehungsweise auszuhalten.

Die Umwelt in Kindergarten und Schule reagierte überwiegend gemäß dem Motto »Aktion-Reaktion«: »Bist du aggressiv, antworten wir in ähnlicher Weise.« Damit wurde weder den zu Grunde liegenden Ängsten noch der notwendigen Neuorientierung Rechnung getragen. Der Junge fand aus dem Teufelskreis nicht heraus: Um die archaischen Ängste nicht als ständige Bedrohung zu spüren, wehrte er sie über Aggression ab. Seine Aggressionen lösten in den ihn begleitenden Erwachsenen ihrerseits Ängste aus, die sie nach dem gleichen Modell versuchten, aus dem Bewusstsein zu drängen. Mit den Strafmaßnahmen, Auszeiten oder Fixierungen auf einem Stuhl evozierten sie jedoch wieder die negative archaische Erfahrung, nicht gewollt, sondern stattdessen verstoßen zu werden. Um gehört und gesehen zu werden, was ja einer notwendigen Überlebensstrategie entsprach, musste er erneut Aufsehen erregen, Unerhörtheiten begehen, die wiederum zu erneuten Strafmaßnahmen führten.

Zieht man zusätzlich in Rechnung, dass Remo bis heute Mühe hat, zwischen Ich und Du zu unterscheiden, ist die Gewalt, die er von außen erlebt, auch von ihm selbst erzeugte schuldhafte Verfehlung. Wie soll er aus diesen verwirrenden Verschränkungen von erlebten Traumata, Wiederbelebung in der Realität, objektbezogenen Ängsten und subjektorientierter permanenter Schuld herausfinden? Wie das Gefühl verarbeiten, keinen positiven Wert zu besitzen, weder im Verhalten noch in der Person? Die Situation über die kognitive Erkenntnis besser einzuordnen, zwischen Vergangenheit und der Gegenwart angemessen zu unterscheiden, sich als Beobachter der Gesamtsituation reflektierend zu stellen, das ist für ein geistig behindertes Kind nur in Ansätzen möglich. Umso mehr braucht ein solches Kind seitens der Begleiter einen langen Atem.

Die Eltern haben es mit beeindruckendem Engagement geschafft, das Kind nicht zu verstoßen, sondern über Kontinuität, Geduld und

Liebe Objektkonstanz zu vermitteln. In der Schule macht er beeindruckende intellektuelle Entwicklungsschritte, vor allem im mathematischen Bereich. Er verfügt heute, mit zehn Jahren, über einen umfangreichen Wortschatz und kann allmählich seine Gefühle immer besser verbalisieren, ohne in panikbedingter Aggression tätlich zu werden. Der Entwicklungsprozess ist noch nicht zu Ende und ich vertraue mit den Eltern bei aller bestehenden Sorge auf eine weitere Stabilisierung.

- Kinder mit geistiger Behinderung sind sehr feinfühlige, emotional ansprechbare Kinder.
- Kinder mit geistiger Behinderung leiden in gleicher Weise wie normal begabte Kinder an traumatischen Erfahrungen.
- Kinder mit geistiger Behinderung sind einem neurotischen Teufelskreis oft in besonderer Weise ausgeliefert, weil sie geringere Möglichkeiten einer intellektuellen Verarbeitung besitzen.
- Kinder mit geistiger Behinderung brauchen in besonderer Weise Objektkonstanz.

3 Leben als Adoptivfamilie

3.1 Von der Bereitschaft, Liebe, Fürsorge und Halt zu schenken

Adoptiveltern nehmen viel auf sich. Ihnen ist die Problematik eines Kindes mit einer belasteten Vergangenheit bewusst. Mit hohem Einsatz, mit Verständnis und liebevoller Geduld sind sie bemüht, aus einem traumatisierten ein Traumkind zu machen.

Immer wieder bin ich in persönlichen Gesprächen, in Seminaren und Fortbildungen für Adoptiveltern beeindruckt von ihrem hohen Einsatz an Akzeptanz und Toleranz. Sie wollen das Beste für ihr Kind und setzen viel ein, um optimale Bedingungen anzubieten. Sie bemühen sich um intellektuelle Angebote, um musische und sportliche Förderung, um den Aufbau von Identität und Rollensicherheit zu fördern.

3.2 Irritationen durch die Umwelt

Leider ist die Umwelt oft nicht in gleicher Weise bereit, dieses hohe Engagement positiv zu unterstützen. Es gibt immer wieder distanzierende, entwertende oder taktlose Äußerungen.

»Brauchten Sie einen kleinen Fundamentalisten?« Diese Frage sollte humorvoll klingen, verletzte aber ein Elternpaar mit einem äthiopischen Adoptivkind zutiefst. Eine Mutter erzählte mir, dass eine Frau im Supermarkt ihrem fünfjährigen Sohn streichelnd über die krausen Haare gefahren war. Die Mutter empfand diese Geste als grenzüberschreitend und reagierte spontan, indem sie ihrerseits der Frau über die Haare strich. Auf die empörte Reaktion jener antwortete die Mutter kühl. »So wenig wie Sie es als liebevolle Geste erleben, wenn ich Sie ohne Ihre Erlaubnis berühre, so wenig gefällt es meinem Sohn. Es sind taktlose Übergriffe, die sich nur liebevoll tarnen und dem eigenen Wunsch entspringen, nicht dem Bedürfnis meines Kindes.«

Auch Großeltern sind nicht immer bereit, liebevoll begleitend zur Verfügung zu stehen. »Für meine Eltern sind unsere beiden vietnamesischen Kinder Enkel zweiter Klasse. Die leiblichen Kinder meiner Schwester stehen an erster Stelle. Als ich meine Eltern damit konfrontierte, erwiderten sie erstaunt: ›Aber das sind doch kleine Ausländer und nicht eure richtigen Kinder.‹«

3.3 Das Fremde im Adoptivkind

Das Gefühl, dem Kind fremd zu sein, ist eines, das sich wenige Adoptiveltern zugestehen. Jedoch können auch leibliche Kinder ihren Eltern »befremdlich« erscheinen. Diese Empfindung lässt sich aber durch die Sicherheit der Blutsbande leichter vor der Welt und sich selbst verbergen.

Fremdheit steht im Gegensatz zu Vertrautheit. Das Gefühl der Vertrautheit kann sich bei Adoptiveltern angesichts der fehlenden Erfahrung der Schwangerschaft nicht selbstverständlich einstellen. Ohne die Schwangerschaft zu mythologisieren, kann man sagen, dass im positiven Fall eine Beziehung entsteht, die schrittweise mit dem sich entwickelnden Kind wächst. Hier mag die Geschichte aus dem »Kleinen Prinzen«, in der der Fuchs sich dem Jungen vertraut macht und damit Fremdheit überwindet, ein gutes Beispiel sein.

So können sich bei leiblichen Eltern Gefühle der Fremdheit – als Ausdruck der Unsicherheit einer unbekannten Situation – im langsamen Wachstumsprozess des Vertrautwerdens auflösen. Unterstützt und verstärkt wird das Gefühl von Nähe nicht selten in der fantasierten oder realen Ähnlichkeit mit einem oder beiden Elternteilen. Hinzu kommt bei leiblichen Eltern eine gesicherte Intimität, die gegen störende Einflüsse von außen abschirmt: Es gibt keine öffentlichen Stellen, denen gegenüber man Rechenschaft ablegen muss, keine anderen Eltern, die einen Besitzanspruch einklagen könnten, keine belastenden Heimerfahrungen oder wechselnden Pflegestellen.

Bereits bei einem so oberflächlichen Vergleich wird sichtbar, wie viel belastende »Andersartigkeit« das Kind aufgrund seiner Geschichte mitbringt. Dieses Fremde schließt in sich ein, dass das Kind seinerseits die Wahrnehmung des Unvertrauten mit fehlendem Vertrauen koppelt. Misstrauen und emotionale Distanz verstärken schnell Gefühle der Fremdheit auf beiden Seiten und können damit einen *circulus vitiosus* in Gang bringen, den man doch eigentlich auflösen möchte.

- Fremdes im eigenen Kind zu entdecken, ist nicht ausschließlich der Adoptivsituation vorbehalten.
- Fremdes ängstigt, weil Unvertrautes wahrzunehmen zu einer Vertrauenskrise führen kann, sowohl hinsichtlich der Umwelt als auch im Selbsterleben.
- Fremdes findet sich auch in der eigenen Person. Sich diese Seiten vertraut zu machen, erlaubt Weiterentwicklung.
- Fremdes im Kind wahrzunehmen, kann ein spannendes Abenteuer werden.

Illusionäre Vorstellungen und die Wirklichkeit

Im Vorfeld der Adoptionsentscheidung wurde oft nicht bedacht, dass es keine gemeinsame Geschichte, keine familiäre Tradition gibt, die mit dem Kind fortgeführt wird. Es ist, als werde eine ganz neue Seite im Familienunternehmen aufgeschlagen. Dieser Neuanfang ist, wie ein Vater, engagierter Sportler, berichtete, »ein Sprung auf zwei Meter aus dem Stand heraus«. »So schwierig habe ich es mir nicht vorgestellt«, fuhr er fort. »Ich wünschte, die Umwelt würde manchmal sagen ›ganz die Mutter oder der Vater‹, selbst wenn es nicht stimmt. Aber unser Kind ist ganz offensichtlich ein Kind aus einer anderen Welt, so anders als ich und zudem überhaupt nicht sportlich. Das tut mir im Geheimen oft weh!«

Eine entgegengesetzte Sichtweise mag aber ebenso viel Befremden auslösen. Ein anderer Vater erzählte, immer wieder höre er, dass sein Adoptivsohn ihm ja »wie aus dem Gesicht geschnitten« sei, und auch die zeichnerische Begabung habe er doch von ihm geerbt. Trotz aller Freude hierüber fragte der Vater sich aber insgeheim, wie viel ein die Realität verleugnendes Wunschdenken seitens der Umwelt eingesetzt wird, um der Angst vor dem Fremden zu begegnen.

Und trotzdem, Fremdsein ist kein Schicksal, das die Eltern-Kind-Beziehung in der Adoptivsituation zwangsläufig negativ belasten muss. Es gibt gleichzeitig auch Chancen, die sich am besten mit dem Goethe-Wort ausdrücken lassen: »Erwirb es, um es zu besitzen.«

Vertrautwerden kann zu einem Eltern und Kinder verbindenden Entwicklungsprozess werden. Nähe und Gemeinsamkeiten schrittweise aufzubauen und damit auf die Erwartung zu verzichten, dass diese »frei Haus« geliefert werden, fördert die innere Unabhängigkeit. Sicherheit entwickeln als eine eigenverantwortliche Tat ist mehr als passives Konsumieren. Die Bewältigung des Fremden verlangt, sich frei zu machen von Vorstellungen und Meinungen der Umwelt, aber auch von eigenen, häufig unbewussten Erwartungen. Das Andere, Neue im Kind zu entdecken erlaubt, emotionale Distanz durch Entdeckerfreude zu überwinden und sich in Vertrauen und Selbstvertrauen immer neu zu finden.

Von der Offenheit, sich selbst zu sehen

Eine zentrale Zumutung für die Eltern liegt in der Tatsache, dass sie sich durch ihr Kind immer auch mit sich selbst, ihren Wünschen und Hoffnungen, aber auch ihren negativen Fantasien auseinandersetzen müssen. Wie rasch sieht man im Gegenüber Schattenseiten, die eigentlich die eigenen sind: Man selbst ist gereizt, einfach schlechter Laune, projiziert die negative Stimmung auf das Kind und bekämpft sie dort, statt sie als Spiegel der eigenen Befindlichkeit wahrzunehmen.

Elterliche Projektionen entlasten das eigene Selbstbild, belasten jedoch das Kind. Es gehört Mut und eine Portion Humor dazu, sich in seinen Beschränkungen zu sehen und die eigenen Schwächen in die Persönlichkeit zu integrieren. »Wir wären alle so gern vollkommene fehlerlose Erwachsene und Eltern. Leider ist die Wirklichkeit eine andere. Ich muss gestehen, dass ich manchmal meinem Kind etwas angelastet habe, was eigentlich mein Problem war. In einer Selbsterfahrungsgruppe mit anderen Adoptiveltern riet mir eine Frau, ich möge bei jedem Vorwurf, den ich meinem Kind machte, sagen: ›… wie ich selbst‹. Das hat mich sehr nachdenklich gemacht und manches verändert!«

Ein Kind kann nicht zurückgegeben werden

Adoptivkinder bleiben, ebenso wie leibliche, ein Leben lang die eigenen Kinder. Adoptivkinder sind keine Ware, die bei Nichtgefallen umzutauschen oder zurückzugeben ist. Der Gedanke, sie wieder loswerden zu wollen, mag absurd klingen, bewegt aber manche Eltern.

»Unsere siebenjährige Tochter, die fünfjährig von uns aus einem russischen Heim adoptiert wurde, zerstört unsere Ehe. Sie ist so auffällig, dass ich den ganzen Tag mit ihr schimpfen muss und mein Mann erklärt, er mache, wenn er abends heim käme und das Geschrei höre, lieber die Tür von außen wieder zu.« Die Eltern entschlossen sich am Ende, das Kind in einem gut geführten Heim unterzubringen. Sowohl die Mitarbeiterin des Jugendamtes als auch ich waren betroffen. Aber das Erstaunliche geschah. Das Mädchen erlebte die Gruppensituation im Heim als Sicherheit, anknüpfend an ihre fünf Jahre andauernde Heimerfahrung, und entwickelte sich zunehmend positiv. Ganz offensichtlich löste die zwar gut gemeinte, aber für das Kind bedrohliche erzieherische Nähe der Mutter massive Ängste aus, die Ursache für die gravierenden Verhaltensauffälligkeiten waren. In der Distanz konnten die Eltern, ebenso wie das Kind, eine belastbare Bindung aufbauen, die eine insgesamt positive Entwicklung einleitete.

Auch ein »Zurückgeben« kann also positive Konsequenzen haben. Trotzdem hat mich das Schicksal dieses Mädchens noch lange beschäftigt. Und natürlich waren damit auch Trauer und Irritation angesichts der abgebrochenen Therapie verbunden.

3.4 Was macht Adoptiveltern sicher in ihrer Elternrolle?

Welche Möglichkeiten gibt es, um Adoptiveltern zu unterstützen, so dass sie an Sicherheit gewinnen? Gibt es überhaupt Sicherheiten und Wahrheiten im pädagogischen Alltag, gleichgültig, ob es sich um leibliche oder um Adoptivkinder handelt? Der Ausspruch: »Es gibt keine Sicherheit, nur verschiedene Grade von Unsicherheit« unterstreicht das Illusionäre eines Wunsches nach vollkommener Risikolosigkeit.

Trotzdem gibt es Faktoren, die den Grad der Verunsicherung einigermaßen gering halten können.

Die Vorgeschichte des Adoptivkindes

An erster Stelle steht ein möglichst umfassendes Wissen über die Vorgeschichte des Adoptivkindes. Gibt es Angaben zur Schwangerschaft und zur frühkindlichen Entwicklung? Hat das Kind traumatische Erfahrungen gemacht, wie Unfälle, Krankenhausaufenthalte, gehäufte Trennungs- und Verlusterfahrungen angesichts wiederholter Wechsel von Pflegestellen oder Heimen?

Die Bedeutung frühkindlicher Bindungserfahrungen

Entlastend kann darüber hinaus das psychologische Wissen über das Wesen von Frühstörungen sein. Hier ist es hilfreich, über die Bedeutung von Bindung beziehungsweise deren Fehlen Bescheid zu wissen. Dann kann man Auffälligkeiten besser einordnen und nimmt sie nicht als persönliche Kränkung oder Ausdruck eines fragwürdigen eigenen erzieherischen Tuns.

Eine gute Bindungserfahrung bedeutet, in der Schwangerschaft von Anfang an das Gefühl eines sicheren Gehalten- und Ausgehaltenseins zu erleben. In der Regel ist die Haltung der abgebenden Mutter jedoch zwiespältig: Einerseits soll das Kind leben, andererseits aber nicht mit ihr. Das Kind ist zwar so erwünscht, dass die Schwangerschaft nicht unterbrochen wird, aber nicht ausreichend gewollt, um als Mutter, als Eltern die Verantwortung für sein Leben auf sich zu nehmen und bereit zu sein, es liebevoll zu begleiten.

So entsteht beim Kind bereits vorgeburtlich eine hochambivalente Bindungserfahrung. Diese charakterisiert sich über ein Schwanken zwischen Extremen. Ja und Nein verschränken sich einerseits zu einem weder für das Kind noch später für die Adoptiveltern entwirrbaren Dickicht, zum anderen stehen sie sich unvereinbar gegenüber und erlauben keine Kompromissbildung. Das zu Grunde liegende Erleben des Ungesichertseins findet in einem Gefühl der Urangst seinen Niederschlag.

Die Entwicklung einer belastbaren Bindung erfordert Kontinuität und Verlässlichkeit über stabile Bezugspersonen auch in der Folgezeit. Adoptivkinder erleben jedoch häufig auch nach der Geburt wechselnde Anlaufstellen. Nicht selten gibt es mehrere Pflegestellen von unterschiedlicher Dauer, so dass sich das Kind, um sich vor erneuter Trennungserfahrung zu schützen, nicht mehr beheimaten kann. Jedes freundliche Gesicht wird sofort als Sicherheit versprechender Hafen auf Zeit akzeptiert, ohne dass wirkliches Vertrauen oder angstfreie Nähe aufgebaut werden kann. Ein zweiter freundlicher Mensch kann sofort den bisherigen ersetzen. Diese Haltung wird fälschlicherweise oft als unbefangene Flexibilität interpretiert. Sie ist aber gerade Ausdruck eines Urmisstrauens nach dem Motto: »Halte, was du hast, es ist nicht sicher, ob etwas Besseres nachkommt.«

Diese Verhaltensweise als Ausdruck einer belasteten Früherfahrung, früher als Hospitalismus bezeichnet, macht Kinder beeindruckbar und verführbar. Es fehlt ihnen das Selbstbewusstsein, um kritisch zu prüfen, das, was bindungssichere Kinder in der »Fremdelphase« ganz selbstverständlich können: Mit einem kritischen Abwenden signalisiert ein solches Kind: »Du gehörst (noch) nicht zu meinem vertrauenswürdigen Umfeld. Mach dich erst vertrauenswürdig, damit ich dir vertrauen kann.« Diese Sicherheit müssen Adoptivkinder erst schrittweise mit Hilfe ihrer Eltern erwerben.

Hilfe von außen

Aber tröstlicherweise gibt es immer auch Hilfestellung von außen. Niemand ist gezwungen, sich allein durch den Dschungel zwiespältiger Empfindungen und Verhaltensweisen, weder beim Kind noch bei sich selbst, durchzukämpfen. Eine Unterstützung in Anspruch zu nehmen, sei es Beratung, sei es Psychotherapie, ist keine Bankrotterklärung, sondern ein Bemühen um mehr Stabilität im Rahmen des Familiengefüges.

Vernetzung mit anderen Betroffenen

Wichtig und hilfreich ist zusätzlich der Austausch mit anderen Adoptivfamilien. Viele Schwierigkeiten haben Eltern mit älteren Adoptivkindern schon durchgestanden. Sie verstehen die negativen Konsequenzen einer defizitären Bindungserfahrung und können positive und tröstliche Impulse geben. Oft habe ich in Gruppengesprächen mit Adoptiveltern erlebt, wie entspannend allein die Gewissheit ist, dass Probleme früher oder später bewältigt werden können. Erfahrene Adoptiveltern sind in der Regel in der Lage, sich spontan in eine

Konfliktsituation hineinzudenken und auf dem Hintergrund des eigenen Erlebens praktische Hinweise zu geben, die Neuorientierung und ein Umdenken erlauben.

Die damit vermittelte Sicherheit, dass sich Konflikte lösen lassen, schafft von Humor getragene Entspannung, denn nicht alles ist nur tragisch, häufig sind die Situationen, mit Abstand betrachtet, auch erheiternd. Diese stützende Gemeinsamkeit ist nicht nur hilfreich für weniger sichere Eltern, sondern stärkt und bestätigt auch die erfahrenen Eltern: »Wir wissen, wovon wir reden, darum können wir sehr offen miteinander umgehen. Wir lernen miteinander, ermutigen uns wechselseitig und wagen Ehrlichkeit in der Wahrnehmung unserer Kinder, aber auch bei uns selbst.« Und eine andere Mutter ergänzte: »Und wir nehmen uns wechselseitig nichts übel!«

- Selbstbewusste Adoptiveltern können ihr Kind auch nach außen positiv vertreten.
- Die Vorgeschichte des Kindes zu kennen, hilft Verhaltensauffälligkeiten angemessen einzuordnen.
- Ambivalente Bindungserfahrungen erzeugen eine primäre Befindlichkeit von Urangst und Urmisstrauen.
- Scheinbare Unbefangenheit im Kontakt- und Beziehungsverhalten darf nicht als Ausdruck von sozialer Kompetenz missverstanden werden.
- Hilfe von außen in Anspruch zu nehmen ist nicht Ausdruck eines Versagens, sondern erlaubt Entlastung.

3.5 Erziehungsfragen

Entwicklungsprozesse der Adoptivkinder und erzieherische Aufgaben

Die frühen problematischen Prägungen stellen häufig ein ernst zu nehmendes Hemmnis dar, das einen kontinuierlichen Entwicklungsprozess bei Adoptivkindern erschwert. Innere und äußere Lebenskräfte sind nicht selten blockiert. Der Entschluss, sich der progressiven Dynamik der Entwicklung vertrauensvoll zu überlassen, ist fast immer mit Unsicherheit und Angst verbunden.

Die Situation ist einem Flusslauf vergleichbar, in dem Felsbrocken ein ruhiges, selbstverständliches Fließen beeinträchtigen. Es müssen Umwege gesucht werden und in der Regel wird das zu einem dünnen Rinnsal, was einst als kraftvoller Fluss angelegt war.

Schwellensituationen in der Entwicklung: Chancen oder Stolperfallen?

Entwicklung vollzieht sich darüber hinaus nicht in ruhiger Kontinuität, sondern gerät immer wieder an Stromschnellen und Strudel. Es sind die Schwellensituationen, in denen eine neue Einstellung notwendig wird, um die anstehenden Entwicklungsaufgaben zu lösen. Es sind Schnittstellen, die fordern, Altes, Bekanntes und Vertrautes in der Beziehung zur Umwelt ebenso wie zur eigenen Person zugunsten von neuen Inhalten, neuen Perspektiven aufzugeben. Diese Schwellensituationen entwicklungsfördernd zu bewältigen, erfordert Mut und Selbstvertrauen, andernfalls werden sie zu Stolperfallen, in denen sich die progressive Dynamik verfängt.

DAS TROTZALTER: DIE ERSTEN SCHRITTE IN DIE AUTONOMIE Die erste zentrale Entwicklungssituation, die für das Kind wie für die Umwelt belastend werden kann, ist der Beginn der Ich-Entwicklung, das sogenannte Trotzalter, das sich im zweiten Lebensjahr vollzieht.

Kinder müssen Autonomie wagen, um das Leben als eigenständiges Abenteuer bewältigen zu können. Um sich darauf vorzubereiten, müssen sie schrittweise lernen, sich von den Eltern abzugrenzen, müssen wagen »nein« zu sagen, trotz oder gerade angesichts deren hohen Engagements und ihrer Bereitschaft, Liebe zu schenken. Dieses innere Muss ängstigt, weil die mögliche Konsequenz des Liebesverlustes, einem Damoklesschwert gleich, Sicherheit und Geborgenheit bedroht. Autonome Impulse zu verwirklichen ist notwendig, gleichzeitig aber auch eine Einbahnstraße.

Ein Zurückweichen auf frühere Positionen, zum Beispiel in Gestalt kleinkindlichen Verhaltens, ist keine Lösung. Die Umwelt reagiert darauf häufig verständnislos, denn Selbständigkeit, der rasche Weg in die Unabhängigkeit ist heute für viele Eltern zentrales Erziehungsziel. Der Weg dorthin ist jedoch mit subjektiv bedrohlich erlebten Gefahren verbunden. Kinder müssen ein »Niemandsland« erobern, in dem Unbekanntes, Unbenanntes lauern könnte. Ein erschrecktes Zurückweichen ist darum nachvollziehbar.

Manchmal steckt dahinter aber auch der gesunde Impuls, an vertrauten Positionen der Vergangenheit aufzutanken, um den Sprung ins Neue zu wagen.

Insgesamt ist es eine erzieherische Aufgabe, Adoptivkindern gerade in diesem Alter ein Recht auf Selbstbestimmung zuzugestehen. Eine überbehütende Haltung, um ihnen, die ohnehin schon Leidvolles erlebt haben, weitere Belastungen zu ersparen, macht abhängig. Auf der anderen Seite besteht heute vermehrt die Gefahr, Kindern viel zu früh eine Entscheidungskompetenz zuzumuten, der sie nicht gewachsen sind. Immer selbst wissen zu müssen, was gut und richtig ist, stellt eine Überforderung dar. Kinder brauchen neben der Freiheit, eigene Wege zu gehen, auch den sichernden Rahmen eines »Machtwortes« seitens der Eltern. Aber damit riskiert man nicht selten einen der berühmten Wutanfälle des Trotzalters, die hilflos machen können. Man begegnet ihnen dann mangels kreativer Einfälle häufig mit einem »Entweder-Oder«, was die Situation letztlich nicht löst, sondern den Nährboden für neue Machtkämpfe bereitet.

Die Position einer gewährenden Erziehungshaltung ist jedoch nicht unbedingt Ergebnis von verantwortungsvoller Reflexion. Hinter der scheinbaren Großzügigkeit, Kinder selbst bestimmen zu lassen, verbirgt sich nicht selten die elterliche Unfähigkeit, eine klare

Entscheidung zu treffen. Damit verbunden ist die Angst vor Konflikten, deren Lösung Zeit und Geduld beansprucht.

Adoptiveltern stehen in der Bewältigung des Trotzalters häufig vor besonderen Schwierigkeiten. Aufgrund der frühen Problematik müssen die Kinder in der neuen Lebenssituation erst Vertrauen und damit das Gefühl der Sicherheit aufbauen, bevor sie diese durch eine abgrenzende Selbstbehauptung wieder in Frage stellen können. So treten sie in der Regel mit einer gewissen zeitlichen Verzögerung in das Trotzalter ein. Sie sind dann häufig schon vier, fünf oder gar sechs Jahre alt und haben von einer entsprechend lauten Stimme bis zu ihrer körperlichen Kraft dramatischere Mittel der Selbstbehauptung zur Verfügung als jüngere Kinder. So entspinnen sich in der Folge für beide Teile höchst anstrengende Auseinandersetzungen, mit dem häufigen Ergebnis eines beidseitigen Pyrrhussieges: Eltern sind entnervt und zweifeln an ihren pädagogischen Fähigkeiten, ziehen sich resigniert zurück. Die Kinder ihrerseits fürchten Liebesverlust bis hin zum Beziehungsabbruch und ziehen sich gleichfalls zurück oder versuchen, die drohende Isolation durch weitere Provokationen aufzuheben.

Geduldig mit sich und dem Kind zu sein, jeden Tag wieder neu am Verstehen zu arbeiten, nicht nach Gründen bei sich oder dem Kind zu forschen und rationalisierend alles zu erklären, kann zur anstrengenden, aber lohnenden Aufgabe werden. Jede Schwellensituation lässt sich überwinden, wenn es möglich ist, wieder zu Gelassenheit und Zuversicht zurückzufinden.

DER SCHULBEGINN: DER SPRUNG AUS DEM NEST Der Beginn der Schule, die Trennung von der vertrauten Umwelt, endgültiger als im Kindergartenalter, bedeutet für viele Adoptivkinder eine weitere Schwelle auf dem Weg zur Ich-Identität. Andere Erwachsene übernehmen vermehrt die Rolle bestimmender Autorität. Die Kinder werden zunehmend mit Leistungsanforderungen konfrontiert. Sie müssen sich bewähren und auf liebevolle Geborgenheit im Schulalltag weitgehend verzichten. Im Leben dominieren Aufgaben und Pflichten, die zu erfüllen immer selbstverständlicher von der Umwelt erwartet wird. Das nüchterne Realitätsprinzip steht im Vordergrund und der Raum für zeitloses spielerisches Tun wird schmal.

Die Gleichaltrigen gewinnen in diesem Alter zunehmend an Bedeutung. Sie sind Weggefährten, erleichtern die Distanzierung vom Elternhaus und können Verbündete in der nüchternen Atmosphäre des Schulalltages sein. Sie sind aber gleichzeitig auch Rivalen, Konkurrenten im Leistungsbereich, sei es auf intellektueller, musischer oder sportlicher Ebene. Von ihnen akzeptiert zu werden, ist wichtiger als die Wertschätzung der Erwachsenen. Auf der anderen Seite kann das Gefühl, ausgegrenzt zu werden, der Letzte zu sein, wenn es zum Beispiel um die Zuwahl zu einer Mannschaft im Sport geht, lächerlich gefunden zu werden, gerade Adoptivkinder in tiefe Verzweiflung stürzen. Erneut meldet sich das Gefühl, nicht »richtig« zu sein, keine Bedeutung zu haben.

Beziehung will auch in der Schule schrittweise aufgebaut werden. Kinder beobachten sehr genau und schauen hinter eine Maske. Sie können erbarmungslos sein, wenn sie Schwäche bemerken und sich angesichts einer Verleugnungsstrategie hinters Licht geführt fühlen. Mobben hat natürlich auch noch weitere Facetten. In der Gruppe, die nicht selten einen oder zwei »Rädelsführer« hat, fühlen sich die Mitläufer sicher. Welcher Täter kennt nicht die geheime Angst, früher oder später selbst zum Opfer zu werden!

Der zwölfjährige Sam konnte in einer solchen Situation nicht an sich halten. Er brach in der Schule in Tränen aus und empfand sich angesichts einer solchen Schwäche noch minderwertiger. »Ich möchte so gern sein wie die anderen, ich will zu ihnen gehören, sie sollen mich mögen! Aber ich kann mich anstrengen wie ich will, es wird nichts!« Er fühlte sich veranlasst, kompensatorisch eine Haltung großspuriger Coolness zu entwickeln, die erst recht Ablehnung provozierte.

Im Gespräch begriff er schrittweise, dass seine demonstrativ zur

Schau getragene Überlegenheit die Mitschüler zur Ablehnung geradezu herausforderte. Sie, so konnte er selbst erkennen, spürten die hinter der Maske verborgene Unsicherheit und erlebten ihn als anmaßend und unecht.

Das Elterngespräch kreiste vor allem um die Angst der Mutter vor dem Mobbing. Es stellte sich heraus, dass ihr angsterfülltes Denken von der Sorge bestimmt war, das Mobben würde zum Dauerzustand und Sam wäre damit einer permanenten Retraumatisierung ausgesetzt. Sie erwog, Kontakt mit dem Rektor der Schule aufzunehmen, was der Sohn aus Angst vor einer »Rache« der Mitschüler ablehnte.

Es stellte sich allmählich heraus, dass ihre Befürchtungen und das Bedürfnis, sich schützend vor ihren Sohn zu stellen, mit eigenen Erfahrungen an ihrem Arbeitsplatz korrespondierten. Innerhalb der großen Firma, in der sie tätig war, wirkten ähnliche Mechanismen. Man könne nicht zwei Tage das Gleiche tragen, ohne dass gehässige Bemerkungen auftauchten oder hämisch geflüstert würde. Sie selbst wage es nicht, diesen bösen Zungen entgegenzutreten, sondern bemühe sich täglich um ein perfektes Äußeres, um keinen Anlass zu negativen Äußerungen zu bieten. Bedrückt fügte sie hinzu, dass sie die geheime Aggression doch nicht verhindern könne. Ihr würden Arroganz und eine Überbetonung des Äußeren vorgeworfen, verbunden mit der geheimen Botschaft, dass hinter dieser Fassade nicht viel Wertvolles sei.

Wir konnten erarbeiten, dass nicht Vermeidung, sondern der Mut, Stand zu halten, Entlastung schaffen könnte. »Es müsste mir eigentlich gleich sein, was die anderen denken. Aber ich bin aufgezogen mit dem Satz meiner Mutter: ›Was sollen die Leute denken!‹ Das hat mich so unsicher gemacht und vielleicht ist es gerade das, was zur üblen Nachrede herausfordert.« Sie erkannte, dass sie damit ihrem Sohn ein fragwürdiges Vorbild war, weil ihre Haltung, mit Perfektionismus zu kompensieren, Neid und Aggression geradezu provozierte. So entstand eine doppelte Abhängigkeit des Sohnes: Indem Sam sich an ihrem Verhalten orientierte, konnte er sein fühlendes Erleben nicht in

Eigenständigkeit klären. Das mütterliche Bedürfnis, seinen Konflikt stellvertretend zu lösen, hielt ihn in der Beziehung fest und erschwerte die altersgerechte Abgrenzung. Zusätzlich wurde dadurch sein Mut zur selbstbewussten Auseinandersetzung mit den Klassenkameraden geschwächt.

In diesem Augenblick wurde der Vater zu einem praktisch orientierten Helfer. Er erbot sich zur kämpferischen Auseinandersetzung mit dem Sohn, einmal konkret über ein Messen der Kräfte, aber auch verbal. »Flüchten oder Standhalten?«, mit diesen Worten eröffnete er immer wieder die verbale Auseinandersetzung, in der Sam lernte, seinen Standpunkt mit selbstbewusster Schlagfertigkeit zu vertreten. Die väterliche Ermutigung zum Standhalten stärkte das Selbstvertrauen des Jungen und entspannte schrittweise die belasteten Sozialbezüge. Zusätzlich verlor die Mutter in ihrer Sorge an wegweisender Bedeutung. Das Väterlich-Männliche wurde zum Halt gebenden Vorbild.

DIE VORPUBERTÄT: SELBSTBEHAUPTUNG UND SUCHE NACH NEUEN WEGEN Eine anstrengende Entwicklungsstation ist die Vorpubertät. Laut und lärmend, redefreudig und streitsüchtig, Eltern entwertend und sich selbst aufblähend, das sind Verhaltensweisen, die alle Eltern an den Rand ihrer Belastbarkeit bringen. Es ist eine Zeit, in der Extreme an der Tagesordnung sind. Der Kick, der *thrill* wird gesucht. Auf dem Volksfest müssen es die aufregendsten Loopings sein. Man kommt zwar totenbleich, mit Übelkeit kämpfend aus den Fahrzeugen, aber es war »voll cool«. Es ist das Risiko, das lockt, die »Wonneangst« (Muchow), die die Gefährdung sucht, jedoch gleichzeitig die Gewissheit genießt, ihr gewachsen zu sein.

Das Bemühen der Eltern, ihre Sprösslinge in diesem Alter zufrieden zu stellen, gleicht einer Sisyphus-Arbeit. Das Essen kann man entweder »gerade noch essen«, was schon als Lob zu verbuchen ist, oder es ist ein »Geierfraß«. »Meine Eltern sind immer auf ›öko‹ aus, Hauptsache etwas ist gesund, mir ist das so egal wie nur was«, so der elfjährige Andreas. Seine Sprache war in Wirklichkeit noch weit drastischer, was die Mutter in hellste Aufregung versetzte. Musik extrem laut zu hören, war ihm, wie anderen Gleichaltrigen, Hochgenuss. Die mütterliche Sorge um das Gehör ihres Sohnes, gipfelnd in drastischen eindringlichen Schilderungen einer frühen Schwerhörigkeit, traf im wahrsten Sinn des Wortes auf taube Ohren. Empört berichtete die Mutter, seine Antwort sei gewesen, dass man ja sehen würde, wer von beiden zuerst schwerhörig würde.

Großspuriges Auftreten, hohe Kritikfreudigkeit bei gleichzeitiger Schwierigkeit, kritische Bemerkungen anzunehmen, Gefühlsschwankungen und Leistungsverweigerung, all das müssen Adoptivkinder, ebenso wie leibliche Kinder, durchleben und durchleiden dürfen. Es ist der notwendige Schritt in eine zunehmende Eigenständigkeit, die Bereitschaft, für sich selbst Verantwortung zu übernehmen. Gerade engagierte Adoptiveltern befürchten jedoch, ihre Kinder könnten dieser altersspezifischen Notwendigkeit noch nicht gewachsen sein und damit erneut in die Leere der frühen Mangelsituation abstürzen.

DIE PUBERTÄT: POLARES ERLEBEN, DIE SUCHE NACH DER EIGENEN IDENTITÄT

Die Pubertät schließlich, mit ihrem hohen Anspruch, das Leben selbst zu gestalten, ist für Eltern und Heranwachsende häufig eine nervenaufreibende Zeit. Rückzug und Einsamkeit, Selbstreflexion und Selbstzweifel, Sehnsucht und Enttäuschung sind die zentralen Empfindungen. Dies zu verkraften, in Verbindung mit dem Hormonschub, fordert alle Kräfte und ist äußerlich in der Regel mit Stimmungslabilität und einem Leistungsabfall in der Schule verbunden.

Wendet sich das Kind ab, sucht es in der Herkunftsfamilie, im Herkunftsland seine eigentliche Zugehörigkeit? Diese bange Frage beschäftigt viele Adoptiveltern angesichts des scheinbar distanzierten Verhaltens ihrer Kinder. Drohen Verlassenwerden und Entwertung? Viele Eltern vergessen, dass die Pubertät eine Quelle der Verunsicherung nicht nur für sie, sondern vor allem auch für ihre Kinder ist. Die

Sicherheit des Bisherigen zerfällt, der Körper wird dem Heranwachsenden fremd, die Gefühle sind zunächst verworren. Es ist darum wesentlich, diese durchgängige Irritation nicht der Eltern-Kind-Beziehung anzulasten, sondern Pubertät als anstrengende Entwicklungsphase anzuerkennen.

Pubertät stellt eine Wegmarke dar, den bewussten Beginn von Individualität und Ich-Identität. Es ist eine Wandlungs- und Umbruchszeit, die vor allem durch Disharmonie gekennzeichnet ist. Im Körperlichen ist es das Längenwachstum, die Schlaksigkeit, die Ungeformtheit. Im Psychischen ist es die Stimmungslabilität, das Schwanken zwischen Extremen. Das bekannte »Himmelhoch jauchzend – zu Tode betrübt« charakterisiert für Eltern wie Jugendliche beunruhigende Pole. Der Wechsel von einem zum anderen geht oft in atemberaubendem Tempo vor sich. Ähnlich schwanken die Pubertierenden zwischen Extraversion und Introversion. Waren sie gerade depressiv in sich gekehrt, können sie im nächsten Moment aufgekratzt, dynamisch und vital sein. Allerdings werden diese Fühl- und Verhaltensweisen der Heranwachsenden aus elterlicher Sicht zumeist scheinbar willkürlich eingesetzt:

»Gegenüber ihrer besten Freundin ist meine Tochter liebenswürdig, gesprächig und heiter, uns gegenüber hingegen mürrisch, übellaunig, gereizt und wortkarg. Muss ich das aufs Konto Adoption schieben?« Man muss es nicht; es ist die Zeit der Disharmonie, in der die Jugendlichen erst schrittweise zur Selbstreflexion finden und sich mit ihrem Verhalten selbst konfrontieren. Eine Vorwurfshaltung seitens der Eltern, die Forderung, zu ihnen ebenso nett zu sein wie zur besten Freundin, erntet verstärkten Rückzug oder mündet in ein aggressives Wortgefecht. Hierbei sind die Pubertierenden unglaublich wortgewandt. Sie kehren den Spieß um und bombardieren die Eltern mit Kritik und Vorwurf. Mutter wie Vater würden sie überhaupt nicht verstehen, wären ständig unzufrieden, man könne ihnen nichts recht machen. Die Auseinandersetzung endet meist im Gefühl des Verkanntseins auf beiden Seiten. Hierbei muss man berücksichtigen, dass es zur Pubertät gehört, sich unverstanden zu fühlen. Das Gefühl, einsam zu sein, ein verlassenes Inseldasein zu führen, knüpft häufig an das primäre Erleben eines ungewollten Kindes an. Verstärkend wirkt sich das ohnehin geringe Selbstbewusstsein in dieser Phase aus.

Die Unausgewogenheit der Persönlichkeit eines Pubertierenden lässt sich schließlich auch im geistigen Bereich beobachten. Durchgängig ist die »Null Bock«-Haltung, die geringe Motivation, sich in irgendeiner Weise anzustrengen, in der Schule einen Lernstoff zu erarbeiten, sich zu engagieren. Alles ist Zumutung, ohne dass sich der Mut zur Tat entwickelt. Sich selbst zu verstehen, ist jedoch für die Jugendlichen mindestens so schwer, wie es sich für die Eltern anfühlt. Vermitteln diese ihren Kindern, wie schwierig sie sind, argumentieren diese mit denselben Worten:

»›Pubertät heißt, wenn Eltern schwierig werden‹, so etwas Ähnliches habe ich neulich gelesen. Bei meinen Eltern stimmt das hundertprozentig. Ich kann ihnen nichts recht machen, immer meckern sie. Gleichzeitig sind sie in einer ständigen Vorwurfshaltung und ihre Gefühlsskala reicht von aggressiv bis depressiv. Meine Freundinnen sehen das übrigens bei ihren Eltern genauso«, so die 15-jährige Sabrina, Adoptivkind aus Deutschland. Den letzten Satz fügte sie nach einigem Zögern triumphierend hinzu. Das Erleben der Gleichaltrigen unterstrich aus ihrer Perspektive die Stimmigkeit ihrer Aussage.

Nicht zu resignieren, das ist Aufgabe der Eltern ebenso wie der Adoptivkinder. Die Erfahrung der Einsamkeit, des Nicht-verstanden-Werdens ist die Basis für den Sprung in die Eigenständigkeit. In der Erkenntnis der Begrenztheit der Eltern liegt die Forderung, das Leben selbst in die Hand zu nehmen. Das geht nicht auf Anhieb und es gelingt auch nicht ohne Misserfolge. Hier die Heranwachsenden zu bestärken und nicht auf ihre Fehler zu reduzieren, kann Progression unterstützen und Freude und Stolz an der eigenen Person, am eigenständigen Tun verstärken – ein wichtiges Bollwerk gegenüber der belasteten Vergangenheit.

Ambivalenz ist das gemeinsame Thema dieser Zeit. Sie prägt das Thema »Nähe und Distanz«. Fast im gleichen Atemzug vermitteln die Pubertierenden: »Komm her und bemuttere mich, doch lass mich bloß in Ruhe.« Unabhängigkeitsbestrebungen auf der einen, Sehnsucht nach Verbundenheit auf der anderen Seite; Bedürfnisse, versorgt zu werden und gleichzeitig die Botschaft: »Ich bin für mich allein zuständig!« Es werden den Eltern vielschichtige Wünsche an den Kopf geworfen, auf deren Erfüllung gepocht wird, bei parallel laufender demonstrativer, gelegentlich provozierender Bedürfnislosigkeit.

Diese Zwiespältigkeit ist gleichermaßen Problem der Adoptiveltern. Selbstzweifel, gipfelnd in der Angst, etwas falsch gemacht, etwas versäumt zu haben, münden nicht selten in achselzuckende Resignation oder gar in depressive Verstimmungen. Die Kehrseite ist Enttäuschung, bis hin zum Gefühl, benutzt und ausgebeutet zu sein. Kann das der Dank für den großen Einsatz sein, für das unendliche Bemühen, ein schweres Schicksal auszugleichen und gute Neuerfahrungen zu vermitteln? Die aufkommende Wut verursacht ihrerseits meist ein schlechtes Gewissen und den Impuls, die Beziehung wieder zu kitten. Und wenn es nicht mit Gesprächen und liebevollem Kontakt geht, dann vielleicht mit einer gewährenden Haltung und finanzieller Großzügigkeit? Und die Jugendlichen nützen diese Haltung, die sie als Angst vor Konfrontation und Konflikten eigentlich verachten, oft schamlos aus. Ein unbequemes elterliches Veto, auch wenn der Anspruch durch die wunscherfüllende Haltung anderer Eltern legitimiert erscheint, markiert eine wichtige Grenze, die für den Pubertierenden auch eine schützende Begrenzung gegenüber den eigenen überbordenden Triebansprüchen darstellt.

Man kann die Jugendlichen in diesem Alter nicht zufriedenstellen und man darf es auch nicht. Wie kann man sonst als Jugendlicher den Aufbruch wagen, um zu einem selbstbestimmten Leben zu finden?

Adoptierte Pubertierende sind keine Küken mehr. Sorge und Angst angesichts ihrer Versuche, sich das Leben der Erwachsenen zu erobern, ist verständlich, wird aber von ihnen als fehlende Großzügigkeit, als grobe Verständnislosigkeit interpretiert.

Dies betrifft auch elterliche Unsicherheiten hinsichtlich der erwachenden Sexualität. Wie geht meine Tochter, mein Sohn damit um? Kann ich darauf vertrauen, dass sie nicht in falsche Hände geraten, sich von schönen Versprechungen blenden lassen? Besteht von früher noch ein Defizit an Geborgenheit, das ersatzweise zu hemmungslosem Ausleben der Sexualität führt? Wie gehen die Jugendlichen mit der Notwendigkeit der Verhütung um? Sorgenvolle Fragen besorgter Eltern!

Wichtig ist, auch wenn die Jugendlichen nicht von selbst kommen, das Gespräch zu suchen und offen auch über die eigenen Ängste zu sprechen. Dieser Vertrauensvorschuss kann bei den Heranwachsenden die Bereitschaft auslösen, über ihre Sehnsüchte, aber auch über ihre Ängste zu sprechen.

»Meine Eltern befürchten immer, dass ich gleich mit jedem Jungen ins Bett gehe, weil meine leibliche Mutter mich als Jugendliche bekommen hat. Ich muss doch nicht die gleiche Dummheit machen. Außerdem weiß ich über Verhütungsmittel Bescheid und im Zeichen von AIDS läuft bei mir sowieso nichts ohne Kondom. Ich wünschte mir, dass meine Eltern begreifen, dass es heute anders ist als zu ihrer Zeit und dass Sexualität kein Tabu ist.« Für die sechzehnjährige Marina ist das Thema damit abgeschlossen.

Zentrales Entwicklungsziel der Pubertät ist die eigene Identitätsfindung, zu der auch das positive Rollenverständnis zählt. Die beginnende Reflexion hinsichtlich der eigenen Person, des persönlichen Gewordenseins schließt die Frage nach dem eigenen Selbst ein. Darf ich diejenige Person sein, die in meinem innersten Entwurf liegt oder muss ich die sein, die von der Umwelt gewollt wird? Jugendliche Adoptierte beschäftigt vor allem diese Überlegung. Ich-Identität, wie Erwachsene sie sich vorstellen, sollte jedoch primär von dem Wunsch geleitet sein, dass Heranwachsende lernen, im Einklang mit sich und ihren Möglichkeiten zu leben. Sie sollen erfahren, dass die Verwirklichung eigener Ziele gemäß ihren Begabungen sowohl aktiven Tuns als auch einer Haltung des Geschehenlassens bedarf. Wesentlich erscheint ferner, dass sich Jugendliche nicht so sehr über eine Funktion, sondern über ihre individuelle Person definieren lernen. In sich statt außer sich zu sein, sich selbst zu finden und die geschlechtliche Rolle zu bejahen, das soll das Ziel dieser für alle belastenden Krisenzeit sein. Aber die Anstrengung lohnt sich.

- Körperliche und psychische Entwicklung vollzieht sich in Stufen. Diese können als Impulse für eine wachsende Autonomie genutzt oder zu Stolperfallen werden, die den Entwicklungsprozess behindern.
- Das Trotzalter stellt eine erste Herausforderung dar. Wichtig ist, ein Gleichgewicht zwischen gewährenden und grenzsetzenden Verhaltensweisen herzustellen. Zur einseitigen Anpassung zu erziehen, bedeutet ein Unterdrücken lebenswichtiger Impulse zur Autonomie.
- Der erste Gestaltwandel in Verbindung mit der Einschulung soll als ein Signal für ein Zulassen weiterer Eigenständigkeit verstanden werden. Damit ist immer auch ein Verzicht auf elterliche Fürsorge verbunden.
- Die Vorpubertät als dritte Schwellensituation fordert vom Kind eine weitergehende Abgrenzung. Gleichaltrige, der Kontakt und Austausch mit ihnen, haben einen höheren Stellenwert als die elterliche Meinung. Kritik und Entwertung anderer sind an der Tagesordnung, die Bereitschaft, Kritik einzustecken ist gering.
- Pubertät kann entstandene Bindungen gefährden, aber auch neu befestigen.
- Jugendliche sind in diesem Alter ambivalent und lösen in den sie begleitenden Erwachsenden ähnliche Ambivalenzen aus. Ziel dieser Phase ist eine wachsende Sicherheit in der Ich-Identität und Rollensicherheit.

Gewähren lassen oder Grenzen setzen?

Wie sieht der praktische Umgang mit Adoptivkindern aus, die ihre Eltern immer wieder unsanft mit der Wirklichkeit konfrontieren?

Es ist das Spannungsfeld von Gewährenlassen auf der einen, Grenzen setzen auf der anderen Seite. Angesichts eines relativen Wohlstandes der meisten Adoptiveltern kann man im Materiellen sehr viel ohne große Schmerzen erlauben. Je mehr jedoch zugestanden wird, desto größer wird die Anspruchshaltung, desto geringer die Zufriedenheit und ein Sichbescheiden.

Können Eltern Grenzen setzen, obwohl sie eigentlich Wünsche ohne Probleme erfüllen könnten? Gibt es noch den nahezu aus der Mode gekommenen Verzicht auf etwas, das machbar, aber nicht notwendig ist? In der Fülle zu verzichten und nicht zu konsumieren, obwohl man es sich leisten kann, ist wesentlich schwieriger, als eine Mangelsituation zu akzeptieren.

Förderung und Überforderung des Kindes

Das Gewährenlassen bezieht sich jedoch nicht nur auf die materiellen Bedürfnisse. Es besteht heute ein hohes zusätzliches Angebot, kindliche Potentiale zu fördern und damit alles für die Kinder zu tun. Von klein auf wird Englisch angeboten, eine Sportgruppe, musikalische Früherziehung und noch vieles mehr, so dass der Alltag angesichts all dieser Förderung für das Kind zur Zwangsjacke zu werden droht. Zeit zum spielenden Verweilen, zum Träumen, zur Entfaltung kreativer Fantasien fehlt und damit auch der Raum für Gemüts- und Gefühlspflege.

Ein sehr begabter Zwölfjähriger, sofort nach der Geburt adoptiert, bemerkte hierzu: »Meine Woche ist total durchgetaktet. Jetzt will ich noch Chinesisch lernen, außerdem Basketball spielen, Trompete lernen, vielleicht noch in einer Schauspiel-AG mitmachen, dann noch Therapie. Wir haben außerdem zweimal nachmittags Schule. Ich habe keine Zeit für mich, aber das fehlt mir eigentlich nicht wirklich.«

Dieser Ausspruch vermittelt, dass die grenzenlose Aktivität, die von den Eltern als liebevoll gewährende Fürsorge gemeint war, auch den Aspekt einer Pseudogeborgenheit in sich schließt. Der Junge braucht den Tag nicht mehr zu gestalten. Stattdessen wird er von den Pflichten gelebt und lädt sich noch zusätzliche auf, um nicht zu sich selbst zu kommen. Wir konnten erarbeiten, dass damit auch die Gefahr von Stimmungsschwankungen ausgeschaltet werden soll und, so meine Interpretation, auch das Aufkommen von depressiven Verstimmungen. Sie wären die Kehrseite der permanenten Überforderung und des Zwanges zur Aktivität.

In der Arbeit mit den Eltern stand im Mittelpunkt die Ermutigung, dem Sohn freie Zeit und damit auch Langeweile zuzumuten und ihm dadurch die Chance einzuräumen, sich selbst zu entdecken.

Die eigenen Kindheitserfahrungen der Adoptiveltern

Gewähren statt verbieten ist zunächst der einfachere Weg. Häufig wird er als Ausgleich für eigenes belastetes Erleben beschritten. Damit steht aber nicht mehr die pädagogische Aufgabe im Vordergrund. Stattdessen wird am Kind das eigene Defizit kompensatorisch abgearbeitet.

Ein Vater berichtete: »Meine Eltern waren extrem autoritär. Sie forderten kritiklose Anpassung. Jedes Widerwort musste ich herunterschlucken. Ich wollte es bei unserem Sohn bewusst anders machen. Er sollte seine Meinung äußern können. Das Ergebnis ist, dass er ohne Ende diskutiert, und das hinsichtlich der kleinsten Kleinigkeit, bis wir schachmatt sind. Aus Erschöpfung und Resignation habe ich viel zu oft ›ja‹ gesagt, wo ich ›nein‹ hätte sagen müssen. Und nun habe ich erneut die autoritäre Erziehungsatmosphäre. Diesmal spielt allerdings mein Sohn den Chef und ich habe, gemeinsam mit meiner Frau, die dienende Rolle übernommen.«

Gewährenlassen und Anspruchshaltung

Was war die Konsequenz? Der elfjährige hochbegabte Junge kannte seinen Eltern gegenüber keinerlei Respekt. Sein Denken und Tun waren von einer maßlosen Anspruchshaltung geprägt. Jede Grenzsetzung erlebte er als unverschämte Maßregelung, die er mit verbaler und zunehmend auch tätlicher Gewalt beantwortete.

In der Therapie wurde ich von ihm gleichermaßen entwertet, lächerlich gemacht oder angegriffen. Interpretierende Deutungen seines Verhaltens berührten ihn zwar, mussten jedoch aus Angst vor Machtverlust sofort rationalisiert oder umgedeutet werden: »Das ist Ihre Sicht, als verkalkte Therapeutin«, oder »ich als Hochbegabter sehe das anders, aber da kommen Sie mit Ihrer Minderbegabung sowieso nicht mit«. Die Situation eskalierte zuhause, als der Junge angesichts eines Verbotes der Mutter durch einen Kopfstoß das Nasenbein brach. Seine Reaktion war scheinbar emotionslos. »Sie hat mich provoziert und das hat sie nun davon.«

Im eingehenden Gespräch mit den Eltern entschlossen wir uns zu einer aggressiven Gegenreaktion. Der Vater übernahm diese, indem er in einem heftigem Ausbruch, der dem Jungen keine Möglichkeit der Gegenrede ließ, vermittelte, dass er bei einer weiteren Eskalation die Therapie abbrechen würde; seitdem sei schließlich alles noch schlimmer geworden. Dieses lautstarke Drama fand in meinem Beisein nach vorheriger Absprache statt. Wir pokerten gewissermaßen mit der hohen inneren Beteiligung des Jungen an der Therapie. Wir wussten, dass er immer wieder zu verstehen gegeben hatte, dass »ohne Lutz nichts läuft«.

Diese massive Grenzsetzung markierte einen Umschwung, sowohl bei den Eltern als auch bei dem Jungen. Es gab keine körperliche Gewalt mehr. Auch die verbalen Attacken wurden maßvoller. Das Familienleben entspannte sich und die Eltern verstanden, dass zu viel gewährende Liebe böse Geister weckt, die man dann nicht mehr los wird, weder als Eltern noch als Kind. Es ist die alte Geschichte vom Zauberlehrling, der die Geister, die er rief, nicht mehr loswurde. Zur gleichen Zeit behandelte der Junge in der Schule dieses Goethe-Gedicht. So war es möglich, auch mit ihm die Notwendigkeit einer Begrenzung von Wollen und Wünschen zu erarbeiten.

Emotionale Eskalationen, Übertragung

Emotionale Eskalationen gehören ebenso zu den Schattenseiten einer Adoption wie die Tatsache, dass in der Adoptivsituation viel von dem übertragen wird, was eigentlich zu Lasten der Primärsituation gehen müsste. Gerade in einer von Verständnis und einfühlender Liebe getragenen Atmosphäre entsteht das, was wir im therapeutischen Kontext als Übertragung bezeichnen. Die Adoptiveltern werden für etwas geschlagen, was sie nicht angerichtet haben. Die negative Früherfahrung wird an ihnen abgehandelt, als seien sie die Verursacher gewesen.

Eine Mutter schilderte diesen Zwiespalt folgendermaßen: »Unser Sohn ist immer wieder hochaggressiv, dann abrupt depressiv, sucht meine Nähe mit dem Ausspruch: ›Du bist die beste Mutter aller Zeiten‹, und nahezu gleichzeitig beschimpft er mich in der unverschämtesten Weise. Ich wusste mir nur zu helfen, indem ich ihm deutlich machte, dass er mit seinen Aggressionen eigentlich seine leibliche Mutter meinte, die, minderjährig, sich nicht um ihn gekümmert hat. Er würde jetzt an mir abreagieren, was er bei ihr an frühem Schmerz erlitten habe. Natürlich hat er mich zunächst noch mehr beschimpft. Auf der anderen Seite konnten wir so allmählich unsere Beziehung von den Erfahrungen mit der leiblichen Mutter abkoppeln.«

An diesem Beispiel wird sichtbar, wie sich die negativen Erfahrungen mit der leiblichen Mutter mit den positiven mit der Adoptivmutter zu einem Knäuel verwirren. Sie wird bestraft für etwas, was sie nicht getan hat. Und das nicht nur einmal. Wie oft hat mich diese Mutter angerufen mit dem verzweifelten Ausruf: »Es ist zum Davonlaufen!« Es gelang jedoch immer wieder, den berechtigten Affekt der Mutter mit Blick auf die frühen Erfahrungen des Jungen einzuordnen und Hoffnung und Zuversicht, die in diesem Augenblick im wahrsten Sinn ein Schattendasein fristeten, wieder ins Bewusstsein zu holen.

Wenn auch ein realer Kontakt mit der immer wieder ins Obdachlosenmilieu abtauchenden Mutter nicht zu verwirklichen war, ergab sich Klärung und Verarbeitung unter ganz anderem Aspekt: Plötzlich tauchte der leibliche Vater auf, der mit großer Bereitwilligkeit eine Rolle als väterlicher Freund übernahm. Mit ihm konnte der Junge schrittweise eine tragfähige Beziehung aufbauen, was ihm erlaubte, sich zunehmend mit seinen frühen defizitären Erfahrungen auszusöhnen.

- Fantasien hinsichtlich eines Traumkindes müssen im Land der Träume bleiben und dürfen nicht die Realität des Kindes überdecken.
- Schrankenloses Erlauben entspringt häufig der Angst vor Konflikten und hat kompensatorische Funktion. Das Erziehungsverhalten antwortet damit dem eigenen Kindheitsmuster und verliert die Notwendigkeiten des Kindes aus dem Blick.
- Gewährenlassen ohne Grenzen macht Adoptivkinder zu Tyrannen und Eltern zu ihren Untertanen. Damit werden Angst und Maßlosigkeit zum beziehungsprägenden Familienklima.
- Adoptiveltern müssen häufig die Konsequenzen von negativen Früherfahrungen ihrer Kinder erleiden, für die sie nicht ursächlich verantwortlich sind.

3.6 Anspruch und Grenzen in der Adoptivsituation

Überanspruch und Überforderung

Der hohe Anspruch, den die Adoptiveltern an sich haben, führt häufig in die Sackgasse der Überforderung. Der Wunsch, für das Kind ein gutes Elternpaar zu sein, das einen Ausgleich für frühe Belastungen und negative Erfahrungen anbietet, verleitet dazu, die Messlatte so hoch zu legen, dass ein Scheitern fast unvermeidlich ist und die Gefahr besteht, schließlich zu resignieren. »Wir haben uns umfassend informiert, einschlägige Bücher gelesen, sind zu Vorträgen und Fortbildungen gegangen, mit dem Erfolg, dass wir immer mehr das Gefühl haben, auf der ganzen Linie zu versagen. Unser Kind sollte bei uns ein ideales Elternhaus finden, wir wollten eine Traumfamilie werden, aber wir schaffen es einfach nicht, das zu verwirklichen, was wir uns vorgenommen haben.«

Der Überanspruch führte in dieser Familie dazu, dass beide Eltern, wenn auch nicht bewusst, miteinander um die Rolle des besseren und verständnisvolleren Elternteils rivalisierten. Die inzwischen siebenjährige adoptierte Tochter nutzte die Situation mehr und mehr aus. »Sie mausert sich zu einem kleinen intriganten Biest«, äußerte die Mutter. »Ich habe immer weniger Chancen, es ihr recht zu machen. Meinen Mann wickelt sie dagegen um den Finger und er tut ihr alles zu Liebe. Wir bekommen deswegen immer häufiger Krach. Ich glaube, wir als Paar brauchen jetzt therapeutische Hilfe.«

Alles richtig zu machen, scheitert zwangsläufig an unserer eigenen menschlichen Unzulänglichkeit. »Webfehler erhöhen den Wert der Handarbeit«, sagte einmal eine ältere schwedische Freundin. »Ich sehe es als meine Pflicht an, meinem Kind alles zu geben«, sagte eine Adoptivmutter in einer Gesprächsrunde. Daraufhin entspann sich eine heftige Diskussion um das Recht auf eigene Schattenseiten, auf Schwächen und Fehler, aber gleichermaßen auch auf Stimmungsschwankungen. Der berühmte linke Fuß, mit dem man aufgestanden ist, wurde zum Thema. Darf elterliches Handeln davon bestimmt sein? Muss man erklären, warum man schlecht gelaunt ist?

Häufig werden Begründungen an den Haaren herbeigezogen, weil man sich die scheinbar grundlose Verstimmung übelnimmt. Und Kinder antworten nicht selten mit Schuldgefühlen, weil sie sich als böswillige Verursacher der negativen elterlichen Stimmung erleben. Aggressive Ausbrüche der Eltern werden mit dem Fehlverhalten der

Kinder begründet: »Wenn du nicht so gewesen wärest, wäre ich eine liebevolle Mama geblieben und hätte nicht so herumschreien müssen …« Die Frauenrunde, die sich einmal monatlich zum Gespräch über Erziehungsfragen traf, lachte bei dem freimütigen Bekenntnis einer Teilnehmerin. Sie waren überzeugt, dass diese Äußerung auch von ihnen hätte stammen können.

Gemeinsam über Unvollkommenheiten lachen zu können, ohne es sich zu verübeln oder sich zu schämen, wurde in der Gruppe zu einer wichtigen Erkenntnis, die wie selbstverständlich auch mehr Toleranz gegenüber den Kindern im Gefolge hatte. Abschließend erkannten alle, dass die Frage nach einem »Warum« müßig ist. Eine Mutter meinte nachdenklich: »Wir fragen auch nicht danach, warum es heute regnet und morgen friert. Es ist einfach so und das weniger Erfreuliche gehört genauso zu uns, weil wir doch schließlich auch ein Stück Natur sind.« Das war Weisheit, aus Entspannung und Humor geboren, und erlaubte allen Teilnehmerinnen eine Befreiung von innerem Druck. Wilhelm Busch drückt diese entlastende Erkenntnis auf seine Weise aus:

»Früher, da ich unerfahren und bescheidner war als heute,
hatten meine höchste Achtung andre Leute.
Später traf ich auf der Weide außer mir noch meh're Kälber
*und nun schätz ich, sozusagen, erst mich selber.«**

Wilhelm Busch weist mit diesem Gedicht darauf hin, dass der Vergleich mit anderen den eigenen Wert bestätigen kann. Ich bin nicht besser als andere, aber auch nicht schlechter, eben ein Stück Natur.

* Busch, Wilhelm: Spruchweisheiten und Gedichte. Renningen: Garant-Verlag 2012.

Umgang mit Scham- und Schuldgefühlen

Im Erziehungsalltag von Adoptiveltern mit hohem emotionalem Einsatz dominiert jedoch, häufiger als ein gesundes Selbstgefühl, die selbstentwertende Perspektive von Scham- und Schuldgefühlen. Die zumeist nächtlichen Selbstvorwürfe sind jedoch nicht nur nutzlos, sondern, negativ betrachtet, sogar sozial kaschierter Egoismus. Indem man in Schuldgefühlen badet, kreist man letztlich ständig um die eigene Person, verurteilt sich zwar, bleibt aber doch immer in der eigenen Nabelschau hängen. Hilfreicher ist es, zu beschließen, es morgen besser zu machen. Das kann die Korrektur einer zu autoritären oder zu gewährenden Einstellung betreffen, vielleicht auch die Tatsache, zu früh oder zu spät Grenzen gesetzt zu haben. Die Gefahr, sich zu wenig ins Kind einzufühlen, scheint mir bei Adoptiveltern jedoch weit geringer als die Bereitschaft, zu besorgt zu sein, in der ständigen Befürchtung, eine Retraumatisierung auszulösen.

Frustrationsvermeidung

Eine Mutter, deren Sohn in meiner therapeutischen Behandlung war, rief mich immer wieder an, weil sie befürchtete, dass jegliche Frustration, sei es im Kindergarten, sei es später in der Schule, wieder an die frühen Negativerfahrungen in einem russischen Kinderheim anknüpfen könnten und sich damit die seelischen Verletzungen zu einem unbezwingbaren Berg anhäufen würden.

Es brauchte immer wieder Beruhigung und Ermutigung, aber auch den Hinweis, dass Adoptivkinder nicht vor allen Frustrationen beschützt werden dürfen. Sie müssen auch lernen, in der neuen Lebenssituation mit rauen Lüften umzugehen. Eine wärmende Hülle ist sicher als Ausgleich für frühe Belastungen sinnvoll, aber nicht auf unbegrenzte Dauer.

Überanspruch und Überforderung anderer Beteiligter

Überhöhte Ansprüche gibt es durchaus auch außerhalb der Adoptivfamilien, bei Familienhelfern, Sozialpädagogen, Therapeuten. Können auch wir uns im Kontakt mit Adoptivfamilien Schwächen und Unvollkommenheiten zugestehen? Besteht nicht auch hier das Anliegen, perfekt zu arbeiten, alles im Griff zu haben, keinen Fehler zu machen, sich nicht zu irren?

Eine Sozialarbeiterin, hochengagiert in der Vermittlung und Betreuung von Adoptivfamilien, gestand mir einmal, dass es ihr bis heute nachginge, dass sie sich vor Jahren einmal habe täuschen lassen und ein Kind in eine Familie vermittelt habe, in der hinter einer Fassade von Zuwendung Lieblosigkeit und Gewalt herrschten. »Wir mussten das Kind aus dieser Familie wieder herausnehmen und haben es damit zum einen durch die erneuten Gewalterfahrungen, zum anderen durch die Trennung doppelt traumatisiert. Und natürlich passte es zu der Geschichte dieses Kindes, dass es bereits ähnliche Früherfahrungen hatte. Nur durch die Unterbringung in einem psychotherapeutischen Kinderheim unter kompetenter und engagierter Leitung konnten wir den Schaden schrittweise wieder gut machen.«

Gerade für die, die professionell mit Adoptivfamilien arbeiten, sind solche Erfahrungen bitter, weil sie an der eigenen Kompetenz zweifeln lassen. Aber jedes Handeln trägt auch die Gefahr in sich, Fehler zu machen. Intuitives Einfühlen und liebevolle Begleitung einerseits und die Bereitschaft, unvollkommen zu sein und zu bleiben, andererseits, sind Helfer auf einem Weg, der dann auch immer wieder das Geschenk gelingender Beziehungen bereithält.

- Alles in der Behandlung von Adoptivkindern richtig machen zu wollen, stellt eine Überforderung dar und geht an der menschlichen Realität vorbei.
- Schuldgefühle und Selbstvorwürfe lähmen die Beziehungsfähigkeit, weil sie dazu verführen, nur um die eigene Person zu kreisen.

Die Bereitschaft, es immer wieder neu zu probieren, trägt die Chance des Gelingens in sich.

- Auch Adoptivkinder können mit Frustrationen in der neuen Beziehungskonstellation umgehen lernen, ohne dass es zu Retraumatisierungen kommen muss.
- Professionelle Helfer in der Adoptivsituation sind auch nur Menschen und machen Fehler. Aber es gibt immer wieder das Geschenk eines gelingenden Tuns.

3.7 Adoptiertsein, ein lebenslanges Trauma?

Trotz ermutigender Beispiele leben viele Menschen in der Überzeugung, dass Adoption mit einem lebenslangen Trauma gleichzusetzen sei. Müssen die frühen Hypotheken in ihren Auswirkungen tatsächlich ein Leben lang die eigene Person und die Umwelt belasten?

Ein Trauma bedeutet eine seelische Verletzung. Je früher diese zugefügt wurde, desto tiefer ist die Wunde, desto größer der subjektive Schmerz. Die meisten Wunden können heilen, es bleibt jedoch immer eine Narbe zurück. Adoptiveltern, Erzieher, Lehrer, Therapeuten können, wenn sie eine gute neue Bindungserfahrung anbieten, den alten Schmerz auflösen. Die Tatsache der Verletzung ist jedoch nicht ungeschehen zu machen. Diese Stelle wird, ähnlich einer Narbe, immer empfindlich bleiben. Eine lieblose Berührung, wenig einfühlsame Korrekturen, Kritik oder gar Entwertung tragen die Gefahr einer Retraumatisierung in sich. Damit wird der frühe Schmerz aktualisiert.

Schutzmaßnahmen des Kindes

Je nach Alter aktiviert das Ich Schutzmaßnahmen, um zu verhindern, dass die existentielle Angst, die mit dem frühen Mangel verbunden ist, ins Bewusstsein dringt: Der Schmerz wird verleugnet, die Belastung negiert, das eigene Erleben rationalisiert. Um der psychischen Belastung Stand halten zu können, wird häufig der Spieß umgedreht. Statt sich als abhängiges Opfer einer lieblosen Umwelt ausgeliefert zu fühlen, Angst, Ungeborgenheit, Wertlosigkeit erneut zu erleiden, wird das Opfer zum Täter. Auch hier behält die Metapher ihre Gültigkeit, dass Angriff die beste Verteidigung ist. Indem die Kinder und Jugendlichen verbal oder real um sich schlagen, können sie die sichernde Illusion aufrecht erhalten, nicht bedroht zu sein.

Die Gefahr der Retraumatisierung in Elternhaus, Kindergarten, Schule und *peer group*

Adoptivkinder mussten, um zu überleben, eine starke Intuition entwickeln, um sich ein Minimum an Vitalität zu erhalten. Intuition ist jedoch immer mit hoher Sensibilität gekoppelt. Die Kinder hören, symbolisch gesprochen, das Gras wachsen und sind in der Lage, in einer neutralen Äußerung gewissermaßen das Haar in der Suppe zu finden: Kritik wird zur lieblosen Zurückweisung, Bevorzugung anderer zu persönlichem Beziehungsverlust, fehlendes Lob, eine scheinbar zu geringe anerkennende Bestätigung mit Wertlosigkeit gleichgesetzt. In diesen Fällen ist es wichtig, immer wieder behutsam abzuwägen, was man wie sagt. Adoptivkinder haben ein hoch entwickeltes Sensorium, Negatives nicht nur wahrzunehmen, sondern extrem zu überhöhen und infolgedessen zur subjektiven Katastrophe umzudeuten.

So ist verständlich, dass die Gefahr möglicher Retraumatisierungen im Elternhaus, in Kindergarten und Schule durch Erwachsene, aber genauso durch Gleichaltrige, ständig präsent ist.

»Bist du aber ein süßes kleines Negerlein«, begann eine Erzieherin den ersten Tag eines dreijährigen Adoptivkindes im Kindergarten. Die Kinder nahmen diesen Spruch auf, und das nicht nur positiv. »Neger darf man nicht sagen«, äußerte sich eine Sechsjährige. Umso interessanter wurde das Wort für die anderen Kinder, so dass der Kleine sich zunehmend als Außenseiter fühlte und nicht mehr in den Kindergarten gehen wollte. Es nützte wenig, dass sich die Erzieherin für ihren spontanen Ausruf entschuldigte. Der Junge weigerte sich so vehement, einen erneuten Beziehungsversuch zu wagen, dass den Eltern nichts anderes übrig blieb, als eine neue Einrichtung zu suchen.

Ein lange zurückliegendes Ereignis beschäftigt mich bis heute. Nach dem Angriff auf das World Trade Center am 11. September 2001 erlebten zwei Brüder, die aus einem arabischen Land adoptiert worden waren, ein regelrechtes Mobbing. »Ihr seid auch Fundamentalisten, euch kann man nicht trauen ... Geht dorthin zurück, wo ihr hergekommen seid!« Es liegt auf der Hand, dass diese Kinder, damals zwölf und zehn Jahre alt, dies als Retraumatisierung erlebten. »Niemand will uns«, sagte der Zehnjährige, der bei mir in therapeutischer Behandlung war. »Eigentlich kann ich mich ja dann gleich umbringen!«

Seine depressive Reaktion, Resultat der Überidentifikation mit der Meinung seiner Mitschüler, hat uns lange beschäftigt. Wir überlegten, inwieweit man die Aussagen anderer als absolute Wahrheit anerkennen müsse. Ich konnte ihm vermitteln, dass jene vor allem etwas über ihr subjektives Fühlen mitteilten. Jeder Mensch hat die Freiheit, sich von der Meinung anderer zu distanzieren. Die gefühlte eigene Realität ist der Gradmesser auf der Suche nach der individuellen Wahrheit.

Die Brüder sind heute wunderbare junge Männer geworden, die sich dank der verständnisvollen Haltung ihrer Eltern selbstbewusst integrieren konnten. »Wir sind dunkelhäutige Deutsche«, sagte mir vor wenigen Wochen der Jüngere bei einem Besuch, »ich kann mich heute abgrenzen und weiß um meinen eigenen Wert, selbst wenn sich die Meinung anderer davon unterscheidet. Darüber bin ich sehr froh.«

- Traumatische Erfahrungen hinterlassen Spuren. Ihre klärende Verarbeitung erfordert ein hohes Maß an Takt und Feinfühligkeit.
- Traumatische frühe Bindungserfahrungen haben nicht zwangsläufig lebenslang pathogene Konsequenzen.
- Takt und Feingefühl im Umgang mit Adoptiveltern und Adoptivkindern seitens der Umwelt ist eher Geschenk als Regel.
- Die traumatische Erfahrung, von anderen nicht wertgeschätzt zu sein, kann sich immer wieder ereignen. Sie bleibt Herausforderung, den eigenen Selbstwert immer neu zu entdecken.

3.8 Familienkonstellationen

Von der Symbiose über die Triangulierung zum Gruppenerleben

Durch die Adoption erweitert sich eine Paar- zu einer Gruppenbeziehung. Über die Adoption eines weiteren oder dritten Kindes wird die Kleingruppe zu einem »Unternehmen«, dessen Gestaltung von verschiedenen Individualitäten geformt wird. Damit entstehen vielschichtige gruppendynamische Bezüge. Jedes Kind stellt sich die Frage, wo es sich befindet, wie seine Beziehung zu den einzelnen Elternteilen und zu den Geschwistern ist.

MUTTER-KIND Häufig steht bei der Adoption des ersten Kindes eine symbiotische Beziehung zwischen Mutter und Kind im Mittelpunkt. Der Nachholbedarf bei beiden scheint diese Ausschließlichkeit zu legitimieren. Mutter und Kind tanken in der Einmaligkeit der Beziehung Halt und Geborgenheit mit der Chance, in der Innigkeit Verletzungen beim Kind, Schmerz und Trauer bei der Mutter zu heilen. Diese symbiotische Beziehung muss sich aber im Laufe der Zeit relativieren.

VATER-KIND Jedes Kind braucht in gleicher Weise den Vater, damit über eine Triangulierung die Sicherheit in der Welt für das Kind gewissermaßen auf zwei Säulen ruht. Angesichts der Tatsache, dass bei einer Adoption der Kinderwunsch immer von beiden Eltern getragen wird, ist der Vater so gut wie immer ein engagierter Gesprächspartner. Seine Bedeutung liegt in der Verstärkung der Beziehungsfähigkeit des Kindes.

Es sollte Vätern zu einem persönlichen Anliegen werden, das Leben mit Kindern zu teilen. Kinder brauchen Väter, denn diese repräsentieren auf der Symbolebene den Kontakt zur Welt. Sie können den lustvollen Aspekt von Autonomie vermitteln. Das ist bereits im Umgang mit Säuglingen zu beobachten. Väter stemmen ihre Kinder in die Luft und die Kleinen krähen vergnügt, wohingegen Mütter bei den Winzlingen lieber bergende Aspekte in den Mittelpunkt der Beziehung rücken. Natürlich können die Rollen auch umgekehrt gelebt werden. Entscheidend ist letztlich, dass ein Kind von klein auf zwei sich unterscheidende Bezugspersonen erlebt, die auf unterschiedliche Art und Weise Entwicklungsimpulse anbieten. Und das ist in der Adoptivsituation eine Chance, die Eltern sehr bewusst verwirklichen.

URBILDER DER MENSCHHEITSERFAHRUNG Ein wichtiger Aspekt, der im Mittelpunkt der Psychologie des Schweizers C. G. Jung steht, ist das kollektive Unbewusste, das jedem Menschen innewohnt. Hier sind die Grunderfahrungen des Menschseins gespeichert. Er nennt die Repräsentanten dafür Archetypen und meint damit in Bildern und Symbolen auftauchende urmenschliche Wahrheiten. Jedes dieser Urbilder ist wertneutral und hat einen Plus- und einen Minuspol. Im Mittelpunkt steht das Bild der »Großen Mutter«.

In diesem archetypischen Bereich des Mütterlichen ist auf der einen Seite das Leben spendende Prinzip in Gestalt des Gebärens, des Schützens und Bergens symbolisiert. Der dazu gehörende Gegenpol charakterisiert sich als Leben auslöschendes, vernichtendes und verschlingendes Moment. Dieses Gegensatzpaar bildet sich auch in der »Mutter Natur« ab: Im Frühling erwacht die Natur in verschwenderischer Fülle zum Leben, im Winter erstarrt sie in todähnlichem Schlaf. Die indische Göttin Kali vermittelt die Doppelnatur des Weiblichen in eindrucksvollen Bildern: Während sie ein Kind auf die Welt bringt, verschlingt sie gleichzeitig ein anderes.

Die archetypische Erfahrung der Doppelnatur des Weiblich-Mütterlichen bestimmt das bewusste und unbewusste Erleben von Adoptivkindern. Sie erfuhren in ihrer frühesten Lebenszeit das Ablehnende, vielleicht Leben Gefährdende, wenn nicht gar das Leben Auslöschende und haben diese Erfahrung verinnerlicht. In der Begegnung mit den Adoptiveltern steht das Leben schenkende, positive Mutterbild im Vordergrund.

Die frühen negativen Bilder waren jedoch so prägend, dass es vielen Kindern schwer wird, an die positiven Seiten des Mütterlichen zu glauben. So entsteht die leidvolle Doppelbödigkeit, die gute Mutter zu suchen und gleichzeitig das negative Bild der Früherfahrung auf sie zu projizieren. Reaktiv geht es den Eltern oft ähnlich: Sie wollen für die Kinder den positiven, schützenden Aspekt des Mütterlichen verkörpern und verzweifeln an den negativen Projektionen, die sie unversehens zu gefährlichen Objekten machen. Die Enttäuschung, nicht so sein zu können, wie man sein möchte, kann in Enttäuschungswut umschlagen. Kinder und Eltern bewegen sich in einem Teufelskreis, aus dem sie oft ohne Hilfe nicht mehr aussteigen können. Nähe ist auf diesem Hintergrund bedrohlich, trotz aller Sehnsucht eben danach.

Sehr eindrucksvoll erlebte ich dies beim fünfjährigen Reto, der mit viereinhalb Jahren aus einem thailändischen Kinderheim adoptiert worden war. Die Nähe zur liebevollen Adoptivmutter wurde vehement abgelehnt, wohingegen der Vater schnell akzeptierter Partner war. Dies bedeutete für die Mutter eine tiefe Enttäuschung und Frustration ihrer Liebesbereitschaft. Reto konnte nur in kleinen Schritten die Nähe zur Mutter zulassen, um sich schließlich in symbiotischer Verschmelzung ein Nachholen von mütterlicher Geborgenheit zu erlauben.

Das wiederum beunruhigte den Vater, der befürchtete, dass sich der Sohn aus der engen Verbundenheit nicht mehr herauslösen könne und eine ewige Mutterabhängigkeit zu erwarten sei. Diese Befürchtung gewann für ihn eine solche Realität, dass er sich aus Gründen des Selbstschutzes fast völlig auf seinen Beruf zurückzog.

Über eine intensive Erörterung dieser Zusammenhänge konnte sich sein Verhalten ins Gegenteil verwandeln lassen. Es wurde sein Thema, nicht etwas gegen eine enge Mutterbindung zu unternehmen oder sich ganz herauszunehmen, sondern stattdessen mehr mit dem Sohn zu unternehmen. Indem sich dadurch die Vater-Sohn-Achse stärkte, verlor die Mutterbeziehung an existentieller Bedeutung. Reto lernte, freier mit der Beziehung zu Vater und Mutter umzugehen. Er musste sich nicht mehr abhängig fühlen, war sich aber auf der anderen Seite der tragfähigen Beziehung zur Mutter so sicher, dass er selbst den Schwerpunkt auf die Interaktion mit dem Vater legen konnte. Mir vertraute er an, er würde mit dem Vater richtige Männerabenteuer bestehen. Sie würden gerade im Wald aus Ästen und Reisig eine Hütte bauen und vielleicht dort einmal übernachten. »Ohne Waschen und Zähneputzen«, verkündete er mit blitzenden Augen.

Nicht nur das Verhältnis zwischen Vater und Sohn entspannte sich, auch die eheliche Partnerschaft verlor die gereizte Vorwurfs- beziehungsweise Verteidigungshaltung. Die Mutter besann sich wieder auf ihre künstlerischen Begabungen und begann, den entstandenen Freiraum für sich selbst zu nutzen, ohne ein schlechtes Gewissen zu bekommen. Der Vater genoss seine zunehmende Wichtigkeit für den Sohn und schränkte den scheinbaren Freiraum im Beruf ein. Reto schließlich wurde sicherer in seiner bubenhaften Identität und fing an, seine autonomen Impulse zu genießen.

DIE GRUPPE: EINE SICHERNDE NEUERFAHRUNG Die Familie als Gruppe zu erleben, bedeutet anzuerkennen, dass das »Tun des einen das Tun des anderen« ist. Die Familie als ein Ganzes und sich selbst als ein Teil dieses Ganzen zu verstehen, ist für das Selbsterleben der Adoptivkinder von großer Bedeutung. Die Gruppensituation bietet Schutz nach außen, ermöglicht Identifikation mit älteren Geschwistern und erlaubt neben der Gemeinsamkeit in gleicher Weise Abgrenzung, ohne dass die Zugehörigkeit verloren geht. Damit können sich zwei Pole menschlichen Erlebens verbinden, die bei Adoptivkindern häufig in nicht zu vereinbarende Gegensätze auseinanderfallen, weil zuvor weder im einen noch im anderen Sicherheit und Halt erfahren wurde.

Eine wichtige Parallelerfahrung machte ich in diesem Zusammenhang mit einer Gruppe von adoptierten Jungen im Alter zwischen neun und elf Jahren. Mein Impuls war, den Kindern, die bis auf ein deutsches Kind aus verschiedenen außereuropäischen Ländern stammten, das Gefühl zu vermitteln, Gleiche unter Gleichen zu sein.

Zunächst entwickelte sich als Ausdruck der frühen Vertrauenslosigkeit, der von allen gleichermaßen erlebten Urangst, ein sich von Stunde zu Stunde steigerndes Chaos. Statt sich zu relativieren, wie es meine geheime Hoffnung war, potenzierten sich die individuellen Schwierigkeiten. Nur ganz allmählich konnte sich in kleinen Schritten Struktur entwickeln.

Zu einer Schlüsselerfahrung wurde die Möglichkeit, sich auf Instrumenten nonverbal mitzuteilen. Auf verschiedensten Trommeln und Zupfinstrumenten aus aller Herren Ländern versuchte jeder, seine Melodie, seinen eigenen Rhythmus zu finden, was sich zunächst zu einer ohrenbetäubenden Kakophonie auswuchs. Ohne jegliches Eingreifen meinerseits ordnete sich das Durcheinander allmählich. Einer übernahm das Kommando, gab Rhythmus und Lautstärke an und die anderen fügten sich willig ein. Aber nicht nur das: Die Rolle des »Dirigenten«, der das strukturgebende Prinzip verkörperte, wechselte von einem Kind zum anderen, auch die Instrumente wurden ausgetauscht.

In der verbalen Bearbeitung wurde das Empfundene von den Einzelnen als Symbol für echte Zusammengehörigkeit formuliert. Wir sind ein richtiges Orchester geworden, war die einhellige Meinung. Als weiteren Schritt wünschte sich die Gruppe, ihre Musikstücke am

Schluss der Stunde den Eltern vorzuspielen. Das wurde zu einer bereichernden Gruppenerfahrung nicht nur für die Kinder, sondern auch für die Eltern. Nicht Angst, Unsicherheit und Scham bestimmten das Erleben, Gefühle, die häufig Gesprächsthema waren, sondern Freude und Stolz. Ein Vater formulierte stellvertretend für die anderen: »Was haben wir für wunderbare und begabte Kinder.«

Sich selbst im Spiegel des Tuns und Seins anderer zu erkennen, Solidarität als bereichernde Erfahrung zu erleben, das bedeutet Ich-Stärkung und wird zum unterstützenden Faktor für Selbstwertgefühl und ein belastbares Selbstbewusstsein.

- Elterliche Fürsorge erfordert das rechte Maß und sollte von Selbstreflexion begleitet sein, damit sie nicht zu einem Macht-Ohnmachtsspiel wird.
- Die Bedeutung des Vaters als Erweiterung einer Zweierbeziehung zur Gruppensituation ist ein zentraler Faktor für eine sichere Ich-Entwicklung.
- Die Problematik der Bipolaritat des Mütterlichen in Anlehnung an den Archetyp der »Großen Mutter« stellt sich Adoptivkindern in besonderer Weise.
- Familie bedeutet eine positive Gruppenerfahrung und kann in einer Gruppentherapie positiv verstärkt werden.
- Mythen, Märchen und Träume sind Helfer aus dem archetypischen Raum, die das Gefühl, isoliert ein schweres Schicksal tragen zu müssen, relativieren können.

Adoptierte Geschwister

Geschwister sind Geschenk und Zumutung zugleich. Sie können bereichern, anregen, ermutigen. Sie können aber gleichermaßen belasten, entwerten, beeinträchtigen. Garanten für soziale Kompetenz, für Beziehungsfähigkeit sind sie in keinem Fall. Diese entsteht nur durch die Erfahrung einer guten Bindung.

Adoptivkinder haben es vor dem Hintergrund ihrer zumeist problematischen frühen Erfahrungen schwerer, aus einer inneren Sicherheit heraus Geschwister selbstverständlich positiv zu erleben. Wesentlich stärker ist der Hang zum Vergleichen und die Neigung, sich zwangsläufig als weniger geliebt zu empfinden. Ihre Bereitschaft zur liebevollen Akzeptanz ist eher eine Anpassungsleistung aus Angst vor Liebesverlust oder aber Ausdruck eines geringen Selbstwertgefühls. So verstanden, ist aggressive Auseinandersetzung, gerade zwischen Adoptivgeschwistern, eher positiv zu interpretieren als eine echte und realitätsgerechte Verhaltensweise.

Hinzu kommt, dass die meisten Geschwisterbeziehungen und die Familie als solche ja nicht natürlich gewachsen sind: Adoptivfamilien gleichen häufig den modernen Patchworkfamilien. Es werden Erwachsene und Kinder gewissermaßen zusammengewürfelt in der Hoffnung, dass sie sich zu Partnern entwickeln.

Es lassen sich drei unterschiedliche Konstellationen beobachten:

ADOPTIVKINDER AUS DEM SELBEN LAND Ich denke hierbei an die dreizehnjährige Celine und den neunjährigen Daniel. Die beiden Kinder stammen aus Thailand. Sie sehen für unsere Wahrnehmung ähnlich aus, so dass man sie für Geschwister halten könnte, jedoch haben sie unterschiedliche leibliche Eltern. Zwischen beiden spielten sich die klassischen Geschwisterkämpfe ab: Die Ältere war die überangepasste Brave, die den Bruder ständig kritisierte und sich als verlängerter erzieherischer Arm der Adoptiveltern verstand. Der Bruder übernahm im Rollenspiel den Gegenpart und profilierte sich als *enfant terrible.* Dies veranlasste die Schwester zu noch mehr vernünftigem Agieren, während der Bruder emotional immer stärker ausuferte.

Die hochaggressive Dynamik schilderten die Eltern folgendermaßen: Der Sohn habe seiner Schwester gegenüber erklärt, sie habe ihm überhaupt nichts zu sagen, es folgten dann Ausdrücke, die die Eltern lieber nicht wiedergeben wollten, worauf die Schwester ihn vollkommen abwertete mit den Worten: »Wenn du mein Bruder wärst, würde ich viel eher glauben, dass aus dir noch mal was wird, aber so ... wer weiß, aus welcher Familie du kommst!«

Gemeinsam und doch einsam! Für die Eltern war es ein wichtiger Schritt, den Geschwistern die aggressive Abgrenzung zu erlauben. »Wir dürfen sie nicht länger im ›thailändischen Doppelpack‹ anschauen, sondern müssen auch ihre Unterschiedlichkeit anerkennen, so schwer uns das fällt.«

Es ist nachvollziehbar, dass Eltern sich Kinder aus dem gleichen Kulturraum wünschen, um ihnen ein Gefühl von Gemeinsamkeit zu vermitteln. Um sich von einheimischen Kindern abzugrenzen und sich ihre Andersartigkeit als Wert zu bewahren, stehen sie jedoch häufig unter dem Eigenanspruch, zusammenhalten zu müssen.

Dies darf nicht in einen Zwang zu unbedingter geschwisterlicher Harmonie ausarten, sonst werden wertvolle Energien, die mit dem autonomen Selbstverständnis verbunden sind, in den Schatten gedrängt.

Verständlicherweise wünscht sich eine Familie mit einer dreijährigen äthiopischen Tochter wieder ein Kind aus diesem Land. In den vorbereitenden Gesprächen konnten sie sich bereits auf ein rivalisierendes Agieren ihrer bis jetzt »pflegeleichten« Tochter einstellen. Aus einer Mittelpunktsstellung herauszufallen und eine Einzelposition zu verlieren, ist immer eine erhebliche Frustration, die das nachfolgende Kind »büßen« muss. Ein positiver Ausgleich für das zweite Kind stellt sich auf der anderen Seite in der Erfahrung eines zusätzlichen »Daches« in Gestalt des älteren Geschwisters aus dem gleichen Land dar.

Die Eltern überlegten weitergehend, inwieweit es geschlechtsspezifische Unterschiede gäbe und ob die Schwierigkeiten bei gleichgeschlechtlichen Geschwistern geringer seien. Mit Blick auf ihre eigenen Erfahrungen in ihren Primärfamilien konnten sie zugeben, dass Rivalität und Eifersucht in allen Geschwisterkonstellationen vorkommen. Es ist ein archetypisches Thema, das zu unserem Menschsein dazugehört.

Eine spezielle Geschwistersituation ergibt sich in Adoptivfamilien, wenn die Adoptiveltern schon älter sind. In diesen Fällen werden vor allem größere Kinder vermittelt, die auch eine längere Heimerfahrung vorweisen. Ein Elternpaar, das einen Sohn aus Vietnam, damals vier Jahre alt, annahm, plante ein zweites Kind aus demselben Heim zu adoptieren. Verbunden war damit der Wunsch, den Geschwistern eine gemeinsame Vergangenheit zu geben. »Wenn sie schon nicht verwandt sind, haben sie doch eine sie verbindende ähnliche Geschichte. Ein weiteres Kind wird sicher wieder vier bis sechs Jahre alt sein. Wir müssen damit rechnen, dass diese Jahre Spuren hinterlassen haben. Aber selbst wenn diese Jahre belastend waren, gehen wir davon aus, dass geteiltes Leid halbes Leid ist. Die gleichen Heimerfahrungen bilden, so hoffen wir, ein Band, das sie bei aller Geschwisterproblematik zusammenschließt. Wir wünschen uns einfach eine Familie mit mehreren Kindern, auch wenn wir um die größere Belastung wissen.«

Beide Eltern sind sehr einfühlsam und gehen mit der Hypothek negativer Früherfahrungen bei Kindern, die bereits einige Jahre im Heim verbracht haben, sehr bewusst um. »Wir erwarten keine Sonnenkinder. Sie müssen auch unserem Leben keinen Sinn geben, den finden wir im Beruf und in unserer Gemeinsamkeit. Aber wir freuen uns, junge Menschen ins Leben zu begleiten und ihnen Entwicklungschancen zu geben, die sie in ihrem Land nicht hätten.«

ADOPTIVKINDER AUS UNTERSCHIEDLICHEN KULTURKREISEN Eine weitere Möglichkeit geschwisterlicher Gemeinsamkeit ist die, dass jedes Kind aus einem anderen Land oder Kulturkreis kommt. Diese Unterschiedlichkeit ermöglicht selbstverständliche Abgrenzung, schließt aber auch in sich unüberbrückbare Gegensätze ein. Diese zu sehen und über eine Stärkung des Selbstwertgefühls zu bewältigen, kann eine spannende innerfamiliäre Aufgabe sein, die aber häufig therapeutischer Begleitung bedarf.

Drei Mädchen aus unterschiedlichen Ländern und trotzdem Geschwister? »Wir sind schon eine verrückte Familie«, erklärte mir die elfjährige Anna. »Meine älteste Schwester stammt aus Deutschland und hat ADHS, darum ist sie auch in Therapie. Meine zweite Schwester hat kroatische Eltern und ist hochbegabt. Wahrscheinlich muss sie deshalb auch in Therapie, weil sie manchmal so eingebildet ist und immer meint, sie sei die Größte! Ich wurde in Russland geboren und war vier Jahre in einem Kinderheim. Darum bin ich vielleicht ein bisschen gestört. Doch das ist auch ein Glück, denn so kam ich nämlich zu dir zur Therapie! Das ist schon komisch«, sinnierte sie weiter. »Wir alle brauchen jemand, vielleicht weil wir uns selbst nicht so richtig lieben können. Aber wir alle miteinander, das ist richtig gut. Wir schlagen uns zwar manchmal, aber irgendwie mögen wir uns. Vielleicht, weil wir das Gleiche erlebt haben.«

Mit »dem Gleichen« meint Anna sicher das traumatische Abgegebensein. Es ist allerdings gleichzeitig die verbindende Erfahrung, zwar einmal aus dem Nest geworfen, aber doch bei liebenden Eltern in einer neuen Gemeinsamkeit angekommen zu sein.

Anhand dieser Gedankengänge ist nachvollziehbar, wie hilfreich das therapeutische Reflexionsangebot sein kann, um eine negative Ausgangssituation zu verarbeiten und Möglichkeiten zu entwickeln, die helfen, das eigene Sein zu akzeptieren. An diesem Beispiel wird darüber hinaus deutlich, dass sich Geschwister, die ein ähnliches Schicksal erlitten haben, wechselseitig stärken können. Dass die Eltern an einer derart positiven, fast humorvollen Sichtweise eines Kindes großen Anteil haben, muss nicht eigens betont werden.

ADOPTION LEIBLICHER GESCHWISTER Eine weitere Variante familiärer Neuorientierung entsteht bei der Adoption von leiblichen Geschwistern. Ein Elternpaar bekam das Angebot, drei Geschwister – acht, sechs und drei Jahre alt – zusammen zu adoptieren. Die Kinder waren in einem kolumbianischen Heim untergebracht und sollten möglichst gemeinsam vermittelt werden.

Die potentiellen Eltern lasen viel über Bindungsstörungen und zögerten zwischendurch angesichts der Vorstellung, drei verhaltensgestörte Kinder auf einmal zu bekommen. Nach reiflicher Prüfung, auch ihrer eigenen psychischen Belastbarkeit, gingen sie schließlich das Wagnis ein, bereit, sich mit den frühen Defiziten der Kinder auseinanderzusetzen. Zum großen Erstaunen integrierten sich alle drei Kinder ohne Schwierigkeiten. Sie entwickelten sich positiv, ohne ernstere Auffälligkeiten, so dass der Schluss nahe lag, dass sich die Geschwister wechselseitig Halt gegeben hatten und das Leid der Heimunterbringung geteiltes Leid geworden war. Die Älteste hat daran sicher den größten Anteil. Sie war für die jüngeren zum Schutzschirm geworden, an dem Mangelerfahrungen abprallen konnten. Man wird unwillkürlich an das Grimm'sche Märchen von »Brüderchen und Schwesterchen« erinnert. Auch hier sorgte eine stabile Geschwisterbindung, von einer fürsorgenden Schwester verantwortungsvoll gelebt, kompensatorisch für eine Sicherheit, die seitens der Eltern fehlte.

Leibliche und adoptierte Kinder in einer Familie

Eine dritte Form geschwisterlicher Zusammengehörigkeit, die vielleicht das größte Konfliktpotential in sich schließt, ist die familiäre Gemeinsamkeit von leiblichen und adoptierten Kindern.

Längst nicht immer steht Eltern ihr leibliches Kind näher. Ein Grund kann ein karitativer Impuls sein. So berichtete eine Mutter: »Eigentlich hätte ich gern einen kleinen Jungen adoptiert nach einer leiblichen Tochter, die ich in die Ehe mitgebracht habe. Aber dann entdeckte ich im Kinderheim diese kleine Zweijährige. Sie sah so jämmerlich aus, verschnupft und unansehnlich. Da dachte ich, dass dieses Kind bestimmt niemand haben wollte. Darum haben wir uns zur Adoption dieses bemitleidenswerten kleinen Dings entschlossen und wir haben es nicht bereut. Sie ist uns eine richtige Herzensfreude und wir bekommen unser Engagement hundertfach zurück. Meine eigene Tochter ist mir viel fremder. Wir sind uns so wenig ähnlich. Manchmal habe ich ein Gefühl, als ob eine Wand zwischen uns wäre ...«

Wahlverwandtschaften können in der Tat häufig engere emotionale Nähe erlauben als Blutsverwandtschaften.

»Bei uns hat es einfach ein zweites Mal nicht geklappt, da haben wir uns für die Adoption einer Tochter aus der Ukraine entschlossen. Sie ist hellblond und blauäugig, so dass unsere Kinder häufig für leibliche Geschwister gehalten werden, aber zwischen beiden besteht eine extreme Rivalität. Unser Sohn hat das Gefühl, entthront zu sein. Als ob er in seiner Person oder in seinem Verhalten weniger wertvoll gewesen sei! Unsere Tochter dagegen hat die ständige Sorge, weniger geliebt zu sein als der ältere Bruder, gerade wenn er seinen Status als leibliches Kind herauskehrt. Leider verstummt unsere Tochter dann, statt sich zu behaupten, und zieht sich bedrückt zurück. Unser Sohn spielt sich in seiner dramatischen Vorwurfshaltung immer wieder in den Mittelpunkt. Damit muss sich ihre Befürchtung bestätigen, weniger beachtet zu werden. Dabei liegt mir ihre eher introvertierte Haltung viel mehr«, so die Mutter. »Ich kann mit ihr Gespräche führen, die mit meinem Sohn nie möglich waren. Ich hoffe, dass bei unserer Tochter das Selbstbewusstsein noch wachsen wird, so dass sie ihrem Bruder besser Stand halten kann.«

Kinder gleich zu behandeln, ist objektiv und subjektiv kaum möglich. Der Anspruch, sie gleichermaßen zu lieben, wird häufig zum Überanspruch. Auch Adoptivkinder, so sehr sie gewollt waren, können, ebenso wie leibliche Kinder, in schwierigen Entwicklungsphasen zu kleinen oder größeren Monstern werden. Glücklicherweise ändern sich Gefühle immer wieder, je nach Tagesbefindlichkeit, der eigenen Belastbarkeit, der eigenen Stimmungslage. Beziehung ist eine lebendige Interaktion zwischen unterschiedlichen Menschen, jüngeren und älteren. Als Menschen sind wir nicht vollkommen, darum werden Zuneigung und Abneigung in bunter Reihenfolge den Erziehungs- und Beziehungsalltag bestimmen.

Das adoptierte Einzelkind

Geschwister scheinen vordergründig aufgrund von Rivalität, Eifersucht und Neid mehr Erziehungsprobleme zu bereiten als Einzelkinder. In der Adoptivkonstellation liegt die Gefahr für ein Einzelkind dagegen vor allem darin, dass sich die Aufmerksamkeit zu stark auf dieses eine Kind konzentriert und damit eine Verselbständigung erschwert wird. Das Gefühl der Eltern, die frühe defizitäre Lebenssituation ständig kompensieren zu müssen, bindet in Ängsten und Abhängigkeiten. Das Kind ist in der Gefahr, zu wenig Vertrauen in die eigene Tatkraft zu setzen oder bereits bei kleinen Frustrationen zu schnell aufzugeben und auf die Hilfe der Eltern zu warten. An Problemen zu wachsen, aus Fehlern zu lernen und auf eigene Einfälle zu vertrauen, die eine Lösung von Schwierigkeiten versprechen, ist wegen der elterlichen Überbehütung kaum möglich.

Eine Pflanze, zu reichlich gegossen, wird sauer. Auch bei einem in Fürsorge erstickten Kind gibt es die aggressive Gegenreaktion. In demonstrativer Abkehr pocht dann ein Heranwachsender auf seine Selbstbestimmung, ohne wirklich dafür gerüstet zu sein. Die negativen Folgen veranlassen manche Adoptiveltern, ihre sorgenden Bemühungen noch zu intensivieren, womit sich ein Teufelskreis schließt. Ein angemessener Verselbständigungsprozess wird immer schwerer zu verwirklichen, Ängste und Unsicherheiten vermehren sich auf beiden Seiten. Vertrauen und Zuversicht bleiben auf der Strecke. Untergründig weiß jedes Adoptivkind, dass die elterliche Fürsorge aus liebevollen und engagierten Herzen kommt. Es ist viel schwieriger, solche Eltern zu verlassen und auf eigenen Füßen zu stehen, wenn diese noch in den Kinderschuhen stecken. Für Adoptiveltern eines Einzelkindes ist es schwerer, loszulassen und dem Kind seinen eigenen Weg zuzumuten und zuzutrauen.

Ich bin häufig in telefonischem Kontakt mit einem Elternpaar, das über die Maßen besorgt ist und ihrer Adoptivtochter den Schritt in die Verselbständigung nur unter großen Bedenken zugestehen kann. Sie wittern überall Gefahren und können sich nur unter Schwierigkeiten vorstellen, dass eine Sechzehnjährige schon sehr genaue Vorstellungen davon haben kann, wie sie ihr Leben gestalten möchte. »Aber wir müssen sie doch zumindest auf mögliche Gefahren hinweisen. Und unsere Tochter fertigt uns nur kurz ab mit den Worten, das wisse sie schließlich selbst. Ist das denn normal oder Folge ihrer frühen Traumatisierungen?« Zum Glück relativieren sich die Besorgnisse immer wieder. Das Mädchen gibt bis heute keinen Anlass für die befürchteten Entgleisungen, sei es im schulischen Alltag, sei es im Kontakt mit der *peer group*.

Eltern dürfen auch darauf vertrauen, dass ihre Kinder aufgrund ihres beständigen Bindungsangebotes eine gute Entwicklung nehmen. Eine negative frühe Lebensgeschichte lässt sich kompensieren!

- Adoptivkinder sind in der Regel Teil einer modernen Patchworkfamilie.
- Kinder aus dem gleichen Land, aber von unterschiedlichen Eltern, sind nicht zwangsläufig ein harmonisches Geschwisterpaar.
- Kinder aus unterschiedlichen Ländern verbindet ein gemeinsames Trauma. Therapeutische Hilfe fördert Ich-Identität.
- Gemeinsam adoptierte leibliche Geschwister können sich gegenseitig stützen und sind unter Umständen weniger traumatisiert.
- Zwischen leiblichen und Adoptivkindern entstehen oft schwer zu bewältigende Rivalitäten in Verbindung mit Überlegenheitsdemonstrationen und Minderwertigkeitsgefühlen.
- Ein adoptiertes Einzelkind wird gelegentlich Opfer elterlicher Überfürsorge.
- Abgrenzung ist Teil einer notwendigen Verselbständigung des Kindes.

3.9 Aufklärung, oder: Wie sage ich es meinem Kind?

Warum wird in der Beratung von Adoptiveltern ein so großer Wert auf eine frühzeitige und umfassende Aufklärung gelegt? Früher war es üblich, eine Adoption zu verbergen. Es schien beschämend und Ausdruck von Minderwertigkeit zu sein, kein Kind zeugen oder empfangen zu können. Durch die Emanzipationsbewegung hat sich hier viel verändert. Vor allem die Frau definiert sich nicht mehr über einen Kindersegen, der einst ihren Wert ebenso wie ihre Weiblichkeit festschrieb und bestätigte. Die tradierte Rolle gab aber – bei aller Fragwürdigkeit – auch Sicherheit. Nur so ist nachzuvollziehen, dass früher die Tendenz bestand, Adoption zu einem geheim gehaltenen Akt zu machen, der selbst von den Eltern aus dem Bewusstsein verdrängt wurde.

Ein erfolgreicher Rechtsanwalt, Mitte dreißig, entdeckte nach dem Tod der Eltern, dass er als Baby adoptiert worden war. Für ihn brach seine von ihm als glücklich beschriebene Kindheit wie ein Kartenhaus zusammen. Er sagte mir im Gespräch: »Für mich ist im Nachhinein alles, was ich mit meinen Eltern erlebt habe, wie eine Lüge. Wenn sie mir die Wahrheit über unsere Beziehung verschwiegen haben, was ist dann noch glaubwürdig? Für mich sind sie nicht nur real gestorben, sondern ich versuche, das Andenken an sie auszulöschen. Warum haben sie mir das angetan, haben sie denn nur an sich gedacht? Dann muss alles, was sie für mich getan haben, zu ihrem Wohl gewesen sein, und ich spielte nur als ihr Objekt eine Rolle.«

Was macht denn das Bekenntnis zur Adoption so schwer? Ist es der Eigenanspruch, vollkommen zu sein? Ist es die Vorstellung, sich in Kindern fortzusetzen, Spuren zu hinterlassen? Fürchtet man eine spätere Entwertung seitens der adoptierten Kinder, doch nicht wirklich mütterlich oder väterlich gewesen zu sein? Wo sind es berechtigte Ängste und Unsicherheiten, wo unbewusste Fantasien, die der Realität nicht Stand halten?

Zeitgerechte Aufklärung

Im Kindergartenalter beginnen die Kinder sehr bewusst, sich und die anderen wahrzunehmen. Spätestens dann entdecken sie, dass es zwei Arten von Menschen gibt, und sie fragen selbstverständlich nach dem Warum. Mit vier Jahren sind alle Kinder wach, neugierig und fragefreudig, da sind Adoptivkinder keine Ausnahme. Gerade sie versuchen ja unter dem Aspekt »Anpassung und Integration«, die Umwelt bestmöglich zu verstehen und nachzuahmen. Und die Voraussetzung für Verständnis ist ein Wissen um Zusammenhänge. Sie wollen das Geheimnis ihres Gewordenseins, ihre Geschichte so eindeutig wie möglich kennen lernen.

Sexuelle Aufklärung und Aufklärung über den Adoptivstatus

Die Information über den Adoptivstatus ist eng verbunden mit der sexuellen Aufklärung. Haben Kinder den körperlichen Unterschied zwischen weiblichen und männlichen Kindern festgestellt, wollen sie wissen, warum sie sich unterscheiden. Kinder müssen in diesem Alter über die Grundtatsachen von Zeugung, Schwangerschaft und Geburt informiert werden, um im Identitätsaufbau und in ihrer Rollenzugehörigkeit die bestmögliche Unterstützung zu erhalten. Erstaunlicherweise bestehen bei vielen Eltern immer noch Hemmungen, die Geschlechtsteile beim Namen zu nennen und den Vorgang der Zeugung zu beschreiben.

Angesichts eines unklaren, mit halben Tatsachen vermischten Wissens erzählte mir die kleine fünfjährige Marina die Geschichte ihrer Zeugung und Adoption folgendermaßen: »Meine richtige Mutter hat von meinem Papa jeden Tag einen Löffel voll Samen bekommen, und als der Bauch ganz voll war, ist sie ins Krankenhaus gegangen und ist dort geplatzt, und dann ist meine andere Mama gekommen und hat mich mitgenommen. Aber ich will keine Geschwister, weil sonst diese Mama auch platzt, und dann muss ich mir wieder eine neue Mama suchen.«

Kinder machen sich ihre Gedanken, und wenn ihnen keine realitätsgerechte Klarheit vermittelt wird, fabulieren sie sich manchmal eine schaurige Realität zusammen, die von Ängsten vor dem Verlust geprägt ist, so, wie es diese Geschichte zeigt. Die richtige Information ist für Adoptiveltern oft deshalb so schwierig, weil Kinder natürlich wissen wollen, ob sie auch im Bauch der Adoptivmutter gewachsen seien.

Der gemeinsame Schmerz über die andere Wirklichkeit ist für beide Seiten schwer auszuhalten. Er kann aber zum Bindeband werden, wenn man die Möglichkeitsform benutzt, indem man vermittelt, wie schön es gewesen wäre und wie sehr man es sich gewünscht hätte. Der Konjunktiv hat sehr versöhnliche Seiten. Er gibt die Chance, sich eine fantasierte Wahrheit zu erlauben, ohne die Realität aus dem Blick zu verlieren. Gerade im sogenannten magischen Alter zwischen drei und sieben Jahren sind Gedanken, was schön wäre, an der Tagesordnung. Man fantasiert sich als König oder Prinzessin und genießt in gelegentlicher »Wonneangst« (Muchow) die Märchen in ihrer archetypischen Botschaft. Die Wirklichkeit behält trotzdem ihre Orientierung gebende Gestalt.

Aufklärung: ein lebenslanger Prozess, um Beziehungen zu festigen

Die Information über die Herkunft, die lange Geschichte von Sehnsucht und Zusammenkommen, sollte einerseits kein familiärer Dauerbrenner sein. Trotzdem ist es wichtig, innerhalb der familiären Beziehungsgestaltung offen für Gespräche über die Vergangenheit zu sein. Kinder entwickeln auf diese Weise ein Gefühl für die eigene Ich-Identität, gleichzeitig – über die Brücke eines »Du« – das Halt gebende Moment eines »Wir«. In einer Familie, bei einem Vater, einer Mutter angekommen und angenommen zu sein, ist die Basis für eine sich schrittweise aufbauende soziale Kompetenz.

Man muss jedoch berücksichtigen, dass das Thema Adoption je

nach Altersstufe und Entwicklungsstand immer andere Dimensionen der Bewertung entwickelt. Das Interesse der Kinder setzt altersentsprechend unterschiedliche Schwerpunkte.

AUFKLÄRUNG UND BEZIEHUNGSGESTALTUNG IM VORSCHULALTER Das Vorschulkind möchte vor allem wissen, wie es war, als es adoptiert, beziehungsweise aus dem Heim abgeholt wurde und anschließend in einer liebenden Familie ankam. Im Mittelpunkt des Gesprächs sollten dabei vor allem Gefühle stehen. Eltern können ausmalen, wie sehr ein Kind im Heim sich danach sehnt, gestreichelt, umarmt, umsorgt zu werden; wie groß sein Bedürfnis ist, einer liebenden Mutter, einem fürsorglichen Vater zu begegnen.

Es sind aber nicht nur die bewussten Empfindungen, die angesprochen werden wollen, sondern auch die geheime Trauer, das Hoffen und die Enttäuschung, wenn die Sehnsucht sich nicht in absehbarer Zeit erfüllte.

Hilfreich ist es auch, die meist unterschwellige Wut zu thematisieren, die sich sonst in Symptomen Raum schafft. Vorschulkinder sollen dadurch ihre vielschichtigen Gefühle kennen lernen, mit ihnen dadurch vertraut werden, dass sie angesprochen und in ihrer Berechtigung anerkannt werden. Hierbei ist es wichtig, dass keine Wertung mit einfließt. Gefühle sind existent und nicht von vornherein gut oder schlecht. So wird die Voraussetzung für ein tiefgehendes Verständnis für die eigene Lebenssituation geschaffen und Aufklärung als Werkzeug bei der Entwicklung emotionaler Kompetenz genutzt.

Werden diese unterschiedlichen Empfindungen und Gefühle im Spiegel einer Geschichte angeboten, wird weniger Abwehr, die als Schutz vor aufkommenden Ängsten zu verstehen ist, provoziert. Dabei ist es hilfreich, eigene Gedanken und Überlegungen einfließen zu lassen. Wenn ein Kind hört: »Ich stelle mir vor«, wie man als Kind in einem Heim hofft, dass jemand kommt, der einen haben möchte, dann bietet man ihm ausreichend Distanz an, damit es sich weder taktlos durchschaut noch zu unpersönlich angesprochen fühlt. Kinder in diesem Alter lieben Geschichten, in denen intensive Gefühle ausgesprochen und gelebt werden. So kann die eigene Biographie »märchenhafte« Züge bekommen, ohne dass die Realität aus dem Blick gerät.

Märchen mit ihren dramatischen und emotionsgeladenen Bildern sprechen die Tiefenschicht des Menschen an, zu der Vorschulkinder noch eine besondere Verbindung haben. Und gleichen die Geschichten vieler Adoptivkinder nicht den Märchenthemen? Verstoßen, verirrt und gerettet, in Angst vor Bedrohung, Verstrickung in dramatische Situationen – und immer ein glückliches Ende! Das tröstet und stärkt Kinder, um sich mit ihrer individuellen Wirklichkeit vertraut zu machen und sie allmählich zu akzeptieren.

Dieser Anregung folgend, erzählte mir eine Mutter, ihre kleine fünfjährige Tochter sei eine Zeitlang immer wieder gekommen, hätte sich in ihren Arm gekuschelt und gebeten: »Erzähl mir doch noch einmal die Geschichte von dem Mädchen, das im Kinderheim so allein und traurig war. Erzähl doch noch einmal, wie es die Traurigkeit nicht mehr aushalten konnte und zornig geworden ist und dann immer Pipi in die Hose gemacht hat. Und dann musst du noch erzählen, wie traurig ein Papa und eine Mama gewesen sind, weil sie kein Kind bekommen konnten. Und wie sie dann ins Flugzeug gestiegen sind und ein kleines Mädchen im Kinderheim gesehen haben und dann sagten, genau so ein Mädchen haben wir uns gewünscht. Und wie sie dann glücklich waren und es mitgenommen haben nach Hause!«

Wie es sich in den Aussagen des kleinen Mädchens schon andeutet, ist es hilfreich, wenn im Dialog auch die Gefühle der Eltern und die der möglichen Verwandten beschrieben werden, so dass sich auch eine Sicherheit hinsichtlich des sozialen Umfeldes verstärken kann. So kann man thematisieren, wie leer die Wohnung gewesen sei, weil kein Kind gelacht oder geweint habe und keine Unordnung entstanden sei. Vielleicht haben sich auch Oma und Opa nach Enkelkindern gesehnt, weil es ihnen langweilig war und sie niemanden zum Spielen, zum Erzählen, zum Vorlesen gehabt haben. Und wie froh alle gewesen seien, als sie die Nachricht erhielten, dass ein Kind irgendwo auf der Welt auf sie wartete.

AUFKLÄRUNG IM SCHULALTER Im Grundschulalter sieht die Aufklärung etwas anders aus. Kinder zwischen sieben und elf Jahren sind sehr realitätsorientiert. Sie möchten genaue Tatsachen wissen. Die leiblichen Eltern, die Gründe, die diese veranlassten, das Kind abzugeben, die Dauer des möglichen Heimaufenthaltes, warum die Eltern keine eigenen Kinder bekommen konnten, danach fragen sie mit erstaunlicher Nüchternheit. Diese Sachlichkeit ist nicht lieblos. Die Fragen sind weder taktlos noch als Kränkung gemeint, sondern entspringen dem Bedürfnis nach möglichst lückenloser Information. In dieser Altersstufe ist es für Eltern und Kinder belastend, wenn es keine oder nur mangelhafte Mitteilungen über die Vorgeschichte gibt. Latenzkinder mit ihrem Wissensdurst können nur schwer nachvollziehen, warum es auf manche Fragen keine Antwort gibt.

Die Tatsachen zu bedauern, kann eine Hilfe sein, um akzeptieren zu lernen, was nicht zu erklären ist. Bei aller Realitätsorientiertheit kann man die Kinder jedoch dazu anregen, sich vorzustellen, wie ihre Eltern gewesen und wie der Entschluss entstanden sein könnte, ihr Kind abzugeben. Die Gedanken sind frei und der Raum der Fantasie erlaubt Höhenflüge. So kann eine bittere Wirklichkeit im Sinne einer Möglichkeit sonnig erhellt werden.

AUFKLÄRUNG UND DIE KRISENZEIT DER VORPUBERTÄT Die Vorpubertät in ihrer lauten, extravertierten Haltung hat für die Vergangenheit wenig Interesse. Zu aufregend ist der Alltag, zu wichtig ist die Akzeptanz durch Gleichaltrige. Die Fantasien richten sich auf eine imaginäre Zukunft, auf Abenteuer und Risiken, die Selbstbehauptung erfordern. Dieser Aktivismus, der wenig Raum für reflektierendes Fragen hinsichtlich der Vergangenheit lässt, darf seitens der Eltern auch als eine gewisse Entlastung verbucht werden.

Man weiß über den Status der Adoption in der Zwischenzeit

Bescheid, die Beziehungen sind gefestigt und das Interesse der Vorpubertierenden gilt mehr den Gleichaltrigen. Einen Freund, einen Kumpel, eine beste Freundin zu haben, mit denen man die gleichen Interessen teilt, steht im Vordergrund. Das andere Geschlecht beginnt interessant zu werden. Gefühle von Eifersucht, Neid und Rivalität werden spürbarer. Da kann man sich als Heranwachsender nicht zusätzlich noch Gespräche über die Adoption zumuten.

AUFKLÄRUNG IN DER VON AMBIVALENZEN BEHERRSCHTEN PUBERTÄT Erst in der Pubertät erwacht erneut ein tieferes Interesse am Gespräch über die Adoption. Die Frage nach den leiblichen Eltern, die Überlegungen, ob jene vielleicht doch die besseren Eltern gewesen wären, die eigenen Gefühle und die der Adoptiveltern, all das wird reflektiert. Nicht selten werden diese weit gespannten Überlegungen auch für die altersspezifisch notwendige, aggressiv gefärbte Abgrenzung missbraucht.

Darüber hinaus müssen sich Eltern daran gewöhnen, dass die Gesprächsbereitschaft nicht unbedingt zu einem Zeitpunkt erwacht, in der die Eltern ihrerseits dazu bereit sind. Während des Tages gibt es so viel an Erlebnissen und Erfahrungen zu verarbeiten und einzuordnen, dass erst am späten Abend, wenn sich die Eltern nach dem Bett sehnen, diese wichtigen Gesprächsbedürfnisse auftauchen. Zumeist sind sie zusätzlich mit philosophischen und psychologischen Überlegungen verbunden, die ein ganz neues Verständnis der Gesamtsituation vermuten lassen. Darum lohnt es sich, auf Schlaf zu verzichten, denn diese nächtlichen Gespräche eröffnen meist einen guten Zugang zur emotionalen Befindlichkeit der Jugendlichen und damit zu einer sich vertiefenden vertrauensvollen Beziehung.

Aufklärung und die Positionierung als Adoptiveltern

Im Bemühen um klare Strukturen ist es inzwischen üblich geworden, von der leiblichen als der »Bauchmutter« und der Adoptivmutter als der »Herzmutter« zu sprechen. Das verstärkt jedoch unter Umständen die Irritation, statt sie aufzulösen. Es könnte dadurch der Eindruck entstehen, dass die leibliche Mutter herzlos sei. Aber gerade eine solche Vorstellung erzeugt Loyalitätskonflikte und verunsichert ein Kind. Wenn die leibliche Mutter den Herzenswunsch hat, es möge ihrem Kind bei anderen Eltern besser gehen als bei ihr, dann ist auch sie eine Herzmutter.

Aufklärung über den Adoptivstatus und gleichzeitig Bestätigung in der Rolle als Mädchen oder Junge schafft Sicherheit in der eigenen Identität. Die Freude, dass das Kind in der Adoptivfamilie angekommen ist, und auf der anderen Seite der Schmerz, dass es nicht das leibliche Kind ist, beide gehören eng zusammen. Adoptiveltern können jedoch ihren Kindern täglich neu vermitteln, dass sie so geliebt werden, als ob sie die leiblichen wären. Eine Mutter fasste dies auf knappe Art mit einem Augenzwinkern zusammen: »Unser Kind ist besser als *home made*, so etwas hätten wir nicht zustande gebracht.« Der Neunjährige stand daneben und strahlte angesichts einer so hohen Wertschätzung.

Spezifische Konfliktsituationen

Die Aufklärung umfasst auch das Eingehen auf den spezifischen Hintergrund der Adoption. Ein Kind muss erfahren, warum es zur Adoption freigegeben wurde. Unklarheiten lassen wilde Vermutungen ins Kraut schießen, die, nicht selten negativ, das subjektive Lebensgefühl gravierend beeinträchtigen können. Ein ungewolltes »Gossenkind« zu sein, lässt kein positives Selbstwertgefühl entstehen. Umgekehrt können angesichts der nicht ausgesprochenen Wahrheit auch illusionäre Fantasien geweckt werden. Einer »geheimen« Prinzessin, einem Fürstensohn kann man nicht zumuten, die Spülmaschine auszuräumen. Es kann zu Tagträumereien kommen, die einen gesunden Realitätsbezug erschweren, wenn nicht gar verhindern.

DAS VERSTECKTE KIND Es macht einen wesentlichen Unterschied, ob es möglich ist, ein Kind über sein Herkommen genau zu informieren, oder ob man nur über ein vages Wissen darüber verfügt. Ist das Kind ein in seinem Werden verleugnetes, verstecktes Kind? Eltern erzählten mir hinsichtlich ihrer fünfjährigen kleinen Tochter Sabrina, die leibliche siebzehnjährige Mutter habe das werdende Kind während der gesamten Schwangerschaft so verborgen, dass ihre Familie nichts wahrgenommen hätte. Zur Entbindung ging sie ins Krankenhaus und gab das kleine Mädchen, eine Mangelgeburt, sofort zur Adoption frei. Bis auf die Personalien der Mutter ist nichts bekannt.

Es ist naheliegend, dass das Kind heute immer wieder daran zweifelt, dass es wirklich akzeptiert und gewünscht ist. Die frühesten Prägungen einer Verleugnung haben im Selbstwertgefühl des Kindes negative Spuren hinterlassen, die die Eltern trotz einer verständnisvollen, liebevollen Haltung bis heute nicht ausreichend kompensieren konnten.

Als Antwort auf den lebensbedrohlichen frühen, nicht nur seelischen, sondern auch körperlichen Mangel, schwankt Sabrina zwischen Heißhungerattacken, in denen sie wahllos alles, was sie erreichen kann, in sich hineinschlingt, und der rigorosen Ablehnung jeglichen Essens. »Sie lebt wie eine Schlange«, berichteten die Eltern besorgt und belustigt zugleich. »In den zwei Tagen, in denen sie nichts isst, hat man den Eindruck, sie verdaut, bis sich der Hunger in Maßlosigkeit wieder meldet.« Es ist verständlich, wenn sich Eltern Sorgen machen, ob sich diese Spannungssituation zwischen einem Ja zum Leben und gleichzeitiger Verneinung mit Hilfe einer einfühlsamen und gleichzeitig strukturierenden Haltung auflösen lässt.

Es ist sicher schwer, im Aufklärungsgespräch eine derartige Ablehnung der leiblichen Mutter so zu vermitteln, dass sich die negative Prägung nicht noch verfestigt. Hilfreich ist es, den positiven Aspekt zu betonen: Sabrina sollte, wenn auch im Geheimen, leben dürfen.

In den Überlegungen mit den Eltern fanden wir eine Lösung, die der Altersstufe des Mädchens entsprach. Wir erörterten Märchen, in denen das Verstecken, zum Beispiel in einem hohlen Baum, einem verborgenen Häuschen oder bei den sieben Zwergen, eine hilfreiche Rolle spielte, um zu überleben. Die Eltern konnten damit die physische und psychische Stärke, im Geheimen überleben zu können, unterstreichen und mit dem Schicksal von Sabrina gleichsetzen. Durch das altersgerechte Erzählen der Märchen wurde die Information über die eigene Realität mit dem sichernden Rahmen einer lebenserhaltenden, archetypisch gegründeten Gewissheit umgeben. So konnte Sabrina aufatmend sagen: »Dann war es ja gut, dass ich verborgen war, bis ihr mich entdeckt habt.«

DAS AUSGESETZTE KIND Eine weitere Schwierigkeit der Aufklärung stellt sich den Eltern, wenn ein Kind anonym gefunden wurde, sei es über die Babyklappe, sei es als Findelkind in einem außereuropäischen Land. Wie sollen Kinder die Tatsache verarbeiten, gewissermaßen keine Wurzeln zu haben, nicht zu wissen, woher sie kommen? Besteht nicht zu Recht die Angst der Adoptiveltern, dass fehlende Wurzeln die Ausbildung von Flügeln erschweren, wenn nicht gar unmöglich machen? Wie kann man einem Kind vermitteln, dass seine Geschichte erst mit der Adoption beginnt? Kann es sich in einer Welt sicher fühlen, in der es sich nicht als Glied innerhalb einer Tradition erleben kann, die zumindest Spuren von gelebter Vergangenheit erahnen lässt?

Patricks Eltern waren sehr verzweifelt, als der pubertierende Dreizehnjährige sie mit diesem Problem konfrontierte. Voller Vorwurf äußerte er in beeindruckender Wortgewandtheit, dass er ein Junge ohne Vergangenheit sei und darum auch keine Zukunftsperspektiven entwickeln könne.

In der Therapiesituation brach er völlig zusammen und äußerte verzweifelt, dass er lieber tot sein wolle, als das Schicksal eines Anonymus zu ertragen. Ich war ähnlich hilflos und suchte tief betroffen nach tröstenden Worten, alles vergeblich. Schließlich fielen mir Parallelgeschichten aus der Mythologie ein und ich bat um die Erlaubnis,

Geschichten erzählen zu dürfen. Ein gleichgültiges Schulterzucken war die Antwort. Daraufhin begann ich mit der Geschichte von Moses. Dieser, Kind einer göttlichen Vergewaltigung, wurde von der Mutter in einem Binsenkörbchen auf dem Nil ausgesetzt, von einer Pharaonentochter gefunden und schließlich von ihr adoptiert. Weder er noch seine Adoptivmutter wussten etwas über seine Herkunft, und trotzdem konnte er sich zum Retter des Volkes Israel entwickeln. Patrick war aufmerksam geworden und fiel plötzlich mit der Geschichte von Romulus und Remus ein, die auf ähnliche Art auf dem Tiber ausgesetzt, von einer Wölfin gesäugt und schließlich vom Schweinehirten und seiner Frau aufgezogen wurden. Und noch ein Beispiel aus der Geschichte tröstete und ermutigte ihn: Bereits aus neuassyrischen Keilschriftdokumenten, 800 Jahre vor Christus, wird von einem späteren persischen Herrscher, Sargon von Akkad, folgendes berichtet:

*»Sargon, so die Legende, sei das Kind einer Hohenpriesterin gewesen, die eigentlich zur Jungfräulichkeit verpflichtet war und sich daher gezwungen gesehen habe, ihren kleinen Sohn in einem mit Bitumen abgedichteten Röhrichtkästlein im Fluss auszusetzen. Ein Wasserschöpfer namens Aqqi habe das Kästlein gefunden und Sargon aufgezogen, der schließlich mit Hilfe der Göttin Ischtar König geworden sei.«**

Für Patrick war entscheidend, dass er sich mit Hilfe dieser alten Geschichten erlaubte, auch für sich eine positive Zukunft zu fantasieren. »Ich werde weder ein Retter noch ein Herrscher, aber wenn andere es schon vor Urzeiten geschafft haben, warum sollte ich es nicht auch schaffen?«

DAS ÄLTERE KIND Und wie vollzieht sich die informierende Aufklärung, wenn Kinder schon im Schulalter sind und sehr konkrete Erinnerungen an die Vergangenheit haben? Spalten sie in ein erstes und zweites Leben? Können sie diesen Spannungskonflikt aushalten, der

* Frahm, Eckart: Geschichte des alten Mesopotamien. Stuttgart 2013, S. 263.

zumeist auch mit einem anderen Kulturkreis, einer anderen Sprache, einem anderen Rollenverständnis verbunden ist?

Ein Versuch, mit der neuen Wirklichkeit umzugehen, ist das vollständige Ausblenden der Vergangenheit. Man bekommt den Eindruck, als ob diese Kinder, zwischen fünf und sieben Jahren angenommen, mit der Adoption einen neuen, mit den ersten Jahren unverbundenen Lebensabschnitt beginnen. Sie lernen in kürzester Zeit akzentfrei die deutsche Sprache, vergessen ebenso rasch die Muttersprache und passen sich vollständig an die neuen Lebensbedingungen an. Die Adoptiveltern werden wie selbstverständlich zu Vater und Mutter, die Schule und die Gleichaltrigen zum gewohnten, scheinbar konfliktfreien Umfeld.

Andreas wurde mit sieben Jahren aus dem außereuropäischen Ausland adoptiert. Nur eine leicht bräunliche Hautfarbe verriet seine Abstammung, war aber so minimal, dass er oft auch als gut gebräunter Urlauber angesehen wurde. Es war beeindruckend, wie rasch er sich in die neuen Verhältnisse einfügte. Die altersgerechte Einschulung bewältigte er nahezu spielend, wobei ihm beim fehlerlosen und akzentfreien Erlernen der deutschen Sprache seine ausgezeichnete Begabung zu Hilfe kam. Die Eltern, vorgewarnt und auf eine problematische Entwicklung mit gravierenden Symptomen eingestellt, konnten die positive Entwicklung kaum glauben.

Mit der beginnenden Pubertät, im Alter von zwölf Jahren, änderte sich das Bild schlagartig. Andreas wurde aufsässig, verweigerte den Einsatz in der Schule vollkommen, suchte den Kontakt mit Älteren, konsumierte Alkohol und wurde wiederholt bei kleinen Diebstählen erwischt. Die Eltern erlebten dies wie einen Absturz. »Er taucht wieder in das Milieu ein, aus dem er vermutlich gekommen ist«, klagten sie. Einfühlende wie autoritäre Maßnahmen waren erfolglos. Das psychotherapeutische Engagement bei einem Kinder- und Jugendlichenpsychotherapeuten schien an ihm abzuprallen. Man gewann den Eindruck, dass, aktualisiert durch die Umbruchszeit der Pubertät, die negativen Prägungen wirksam wurden, einem Öffnen der Büchse der Pandora gleich. Die frühe Erfahrung fehlender Geborgenheit wurde zur Haltlosigkeit, die mangelnden Impulse zur Entwicklung von Autonomie äußerten sich in Beeinflussbarkeit und zunehmender Demotivation.

Nach langen Überlegungen entschlossen sich die Eltern zur Unterbringung in einem Internat. Entgegen den Befürchtungen, dass auch dieser Schritt keine Lösung bringen würde, entwickelte sich Andreas nach Anfangskatastrophen, in denen er einen »Beinahe-Rausschmiss« provozierte, zunehmend positiv. Der klar strukturierte Alltag gab ihm die notwendige Sicherheit gegenüber tief sitzenden Ängsten. Die eindeutige Anforderung, verbunden mit bestätigendem Zutrauen in seine Begabungsressourcen seitens der Lehrer, aktivierte seine Eigenständigkeit. Die anderen Kinder erlaubten ihm, im gesunden Rivalisieren seine Stärken zu erkennen, wozu vor allem ein breit gefächertes Sportangebot beitrug.

Aus der Distanz lernte er seine ersten Jahre als das andere Sein vom aktuellen Leben und den Personen der Adoptiveltern abzugrenzen, ohne zu bewerten. So konnte im Laufe der Jahre eine Aussöhnung mit seinem Schicksal stattfinden und das notgeborene Ausblenden der ersten sieben Jahre rückgängig gemacht werden. Als Ausdruck dieser Akzeptanz beteiligte er sich engagiert an einem seitens des Internates angebotenen Sprachkurs in seiner Muttersprache.

DAS TRAUMATISIERTE KIND Vor eine besondere Schwierigkeit werden Adoptiveltern im Prozess der informierenden Aufklärung gestellt, wenn das Kind über Gewalterfahrungen traumatisiert, durch Vergewaltigung entstanden oder selbst wiederholt missbraucht wurde. Wie viel Offenheit verträgt ein Kind? Ist Wahrhaftigkeit um jeden Preis die richtige Haltung? Wann ist der richtige Zeitpunkt gekommen, die Wahrheit mitzuteilen? Muss die Wahrheit überhaupt sein? Oder ist es besser, barmherzig zu verschleiern oder zu verharmlosen? Viele Eltern sehnen sich in solchen Situationen nach einem Patentrezept, das es leider nicht gibt.

Man muss davon ausgehen, dass traumatische Erfahrungen, selbst wenn sie im Fall der Vergewaltigung der Mutter nur mittelbar erlebt wurden, tiefe Spuren hinterlassen. Gerade weil sie so schmerzlich sind, durften sie nicht ins Bewusstsein dringen. Das Kind selbst unterstützt diesen subjektiven Selbstschutz, indem es auf Aufklärungsangebote abwehrend reagiert. Eine Bewusstwerdung der belastenden Erfahrungen setzt massive Ängste frei und fördert zusätzlich die Angst vor einer möglichen Retraumatisierung. Das Paradies bei den Adoptiveltern könnte sich dadurch unter Umständen zu einem bedrohlichen Umfeld wandeln.

Gespräche über traumatische Erfahrungen müssen mit viel Takt und Feingefühl geführt werden. Es ist vor allem wichtig, nicht in epischer Breite zu beschreiben, sondern stattdessen eher zu umschreiben. »Das Schlimme, das passiert ist und an das man am liebsten nie wieder denken möchte«, so der helfende Ansatz der engagierten Adoptivmutter hinsichtlich ihres durch Kriegserfahrungen mehrfach traumatisierten neunjährigen Sohnes Ali. Allerdings bricht sich das Entsetzen häufig in Alpträumen Bahn. Hier könnte eine angemessene Unterstützung einsetzen. In der Bildersprache der Träume lassen sich neben der Bedrohung und dem gefühlten Grauen positive Kräfte aktivieren, die mit dem Kind weiter ausfantasiert werden können. Ein Traum Alis weist auf diese kompensatorische Funktion hin:

»Ich war in einem Fahrzeug, gleichzeitig Schlitten, Fahrrad, Boot und Flugzeug. Hat immer die Gestalt gewechselt, aber immer gepasst. Ich bin über Autos geschanzt und zwischen Hochspannungsleitungen durch. Ich war mit mehreren zusammen, vier oder fünf, wir waren alle gleich, haben aber nicht geredet.«

Die klärende Lösung bietet sich im Kindes- und Jugendalter nicht über ein ständiges Verbalisieren der negativen Gefühle an, sondern mittels einer Bestätigung der vitalen eigenen Kräfte, die es ermöglichten, all das Schreckliche zu überleben. Das beweist dieser Traum sehr eindrücklich. Hinzu kommt, dass die Gleichaltrigen, als stumme Begleiter, die Möglichkeit unterstreichen, gefährliche Situation zu bewältigen.

Kleinere Kinder können über das symbolische Spiel, das die Eltern oder Erzieher behutsam im obigen Sinn unterstützen, belastende Erfahrungen verarbeiten. Auch das Malen von negativen Inhalten befreit und öffnet Bewusstsein und Unbewusstes für korrigierende, positive Neuerfahrungen.

Aufklärung und die Konfrontation mit eigenen Gefühlen

Aufklärung über die Tatsache der Adoption, gerade auch in Verbindung mit der Information über die sexuelle Identität, mag zunächst als Belastung erscheinen. Häufig projizieren Eltern jedoch ihre eigene Befangenheit, ihre Hilflosigkeit, Furcht und Zweifel und konstruieren damit ein Problem, das keines sein müsste. Kinder übernehmen die Situation so, wie sie angeboten wird. Gelingt es, die Adoption als ein Geschenk für beide Teile darzustellen, bringen es Eltern fertig, nicht in gut und böse zu polarisieren und die Vergangenheit als eine wertvolle Zeit erlebbar zu machen, die den Kindern das Überleben ermöglicht hat, dann werden Kinder es auch so verinnerlichen.

Natürlich kann sich als primäre Folge die Beziehung vordergründig verschlechtern. Es ist nicht leicht, mit der Enttäuschung umzugehen, dass die geliebten und bewunderten Eltern nicht die leiblichen sind. Eine mögliche Konsequenz könnte darin bestehen, dass Kinder befürchten, die neue Sicherheit wieder zu verlieren, zum Beispiel auch wieder ins Heim zurückgeschickt zu werden. Das kann zwei gegensätzliche Reaktionsbildungen nach sich ziehen:

Die eine Gruppe verstärkt ihre Anpassungsleistung, wird noch »lieber«, um Beziehungssicherheit zu erhalten. Damit werden spontane, dunkle und aggressive Seiten verdrängt. Diese arbeiten aber wie ein schlummernder Vulkan im Untergrund bis zu einem ungeplanten und alle verstörenden Ausbruch.

Die andere Gruppe reagiert mit aggressivem Verhalten, um damit auf anderem Wege ebenfalls die Angst vor dem Beziehungsverlust zu bannen. Das Bedürfnis, beachtet zu werden, steckt als unbewusster Impuls dahinter, um nicht noch einmal abgegeben und vergessen zu werden. Hinter einer solchen Reaktion verbirgt sich mehr Vitalität. Das Verhalten dieser Kinder mag zwar anstrengender sein, erfordert es doch seitens der Eltern ein Höchstmaß an Flexibilität und Geduld. Es bietet jedoch die Chance, dass sich Eltern und Kinder über die Aggression erreichen. Es besteht statt resignierten Rückzuges noch Nähe, gemäß dem Motto »Reibung erzeugt Wärme«.

Wenn diese Belastungen ertragen und durchgetragen werden, entsteht Raum für die positiven Seiten einer liebevollen und ganzheitlichen Aufklärung. Das Vertrauensverhältnis stabilisiert sich, Offenheit und Ehrlichkeit werden zu tragenden Pfeilern in der Eltern-Kind-Beziehung. Es wächst das Selbstvertrauen, gerade angesichts des »dennoch« Geliebtseins. Das dadurch positiv verstärkte Selbstwertgefühl erlaubt Eigenständigkeit und relativiert Abhängigkeit und »Dankesschuld«.

Aufklärung wird damit zu einem wichtigen Baustein im Rahmen der Bindungssicherheit. Auf diese Weise kann eine belastbare soziale Kompetenz wachsen. Sie wiederum ist Voraussetzung für Integration und die Bereitschaft, sich auf andere positiv einzustellen.

- Aufklärung und Information über die Realität macht Beziehungen echt und belastbar.
- Aufklärung über die Adoption muss immer mit der sexuellen Aufklärung parallel laufen.
- Aufklärung über die Herkunft ist ebenso wie die sexuelle Aufklärung eine Notwendigkeit, die sich an den Entwicklungsschritten bis zur Pubertät orientieren muss.
- Adoption zu einem ständigen Thema zwischen Eltern und Kind zu machen, ist kontraproduktiv und hindert daran, andere Entwicklungsaufgaben des Kindes angemessen wahrzunehmen.

3.10 Die leiblichen Eltern, Bedrohung und Chance zugleich

Der Umgang mit den leiblichen Eltern

Für die Adoptiveltern wird der Umgang mit den abgebenden Eltern fast immer von gemischten Gefühlen begleitet. Schnell entsteht die Frage nach dem eigenen Wert. Das Empfinden, womöglich im eigenen Wertgefühl bedroht zu sein, führt häufig dazu, dass Adoptiveltern unterschwellig rivalisieren oder dem Kind zu vermitteln versuchen, dass es bei ihnen doch besser aufgehoben, besser verstanden und mehr geliebt sei.

Die leiblichen Eltern dagegen profitieren gelegentlich von der Distanz und der Chance eines möglichen eigenen Reifezuwachses. Auf die Entfernung, wenn man den mühsamen Erziehungsalltag weder gestalten noch teilen muss, liebt es sich leichter.

Handelt es sich bei den leiblichen Eltern um problematische Persönlichkeiten, dann kann das Wissen um deren Situation für das Kind belastend sein. Die Kenntnis der schwierigen sozialen Verhältnisse, aus denen man gekommen ist, erzwungenes Mitgefühl, sogar Schuldgefühle wegen der besseren Lebensumstände, verunsichern das Kind unter Umständen.

Zu großen Irritationen kann es darüber hinaus kommen, wenn die leiblichen Eltern weitere Kinder haben, die bei ihnen aufwachsen. Warum wurde man selbst abgegeben? Wie geht ein Adoptivkind damit um, leibliche Geschwister zu haben, mit denen nur geringer Kontakt besteht? Sehnsucht nach Verbundenheit auf der einen, Ablehnung, Rivalität, Eifersucht auf der anderen Seite – die Erfahrungen in der offenen Adoption können in Verwirrung stürzen und erschweren eine notwendige Eindeutigkeit in der Gefühlswelt.

Das Dilemma des Kindes mit zwei Elternpaaren

Es ist für ein Kind nicht leicht, zwei Elternpaare zu haben; eine Scheinlösung im Blick auf die reale Existenz der leiblichen Eltern vollziehen Kinder nicht selten, indem sie in gute und schlechte Eltern spalten. In der Vereinfachung kann in kindlicher Weise über die Schwarz-Weiß-Einstufung manches an Belastung abreagiert, beziehungsweise ausagiert werden.

Ein beeindruckendes Beispiel für diese Konfliktlösungsstrategie war für mich die Äußerung eines elfjährigen Jungen, der mir in einer Therapiestunde an den Kopf warf: »Ich hasse dich, weil du ohne Kinder nicht leben kannst.« Ich war zunächst betroffen, auch weil er den hohen Wert, den Kinder für mich darstellen, so selbstverständlich wahrgenommen hatte. Im Verleugnungs- und Verschiebungsgeschehen hieß diese Aussage aber auch, dass er seine Adoptiveltern hasste, weil sie ohne Kinder nicht leben wollten. Dies hatten sie ja mit ihrem Adoptionswunsch bewiesen.

Die Aggression auf seine Adoptiveltern tarnte wiederum die eigentliche Wut darüber, dass er von seiner leiblichen Mutter abgegeben worden war. Der Affekt auf die leibliche Mutter konnte zum damaligen Zeitpunkt noch nicht zugelassen werden. Sie wurde im Gegenteil idealisiert und als bessere Mutter fantasiert. Erst als er erfuhr, dass sie noch einen weiteren Sohn bekommen hatte, der nicht zur Adoption freigegeben worden war, konnte er die Realität der leiblichen Mutter angemessener einordnen und die Liebes- und Beziehungsfähigkeit seiner Adoptiveltern wertschätzen.

Eine Jugendliche, Rena, versuchte über Jahre, ihre drogenabhängige leibliche Mutter in Schutz zu nehmen. Jene war, als sie sich zum Abgeben des Kindes entschloss, sehr jung, außerdem aufgrund des Drogenkonsums instabil und zu einer verantwortlichen Mutterschaft nicht in der Lage. Als Rena jedoch erfuhr, dass die leibliche Mutter entgegen ihrer Behauptung, sie sei *clean*, beim Dealen erwischt wurde und eine Gefängnisstrafe absitzen musste, kündigte Rena die Beziehung auf. Empört sagte sie zu mir: »Dass sie selbst labil ist, das belastet mich nicht so. Dass sie mich aber belügt und dann noch dealt, wo sie weiß, was für ein Elend sie damit bei anderen auslöst, das nehme ich ihr übel. Sie ist jetzt immerhin 32 Jahre alt und muss für sich und für ihr Tun Verantwortung übernehmen.«

Im positiven Fall entwickelt sich die offene Adoption zum Modell einer modernen Großfamilie. Ich begleitete eine Familie, in der sich die abgebende Mutter mit den Adoptiveltern schon während der Schwangerschaft befreundete. Die Tochter Marina kam sofort nach der Geburt zu den Adoptiveltern und erlebt diese als ihre, wie sie sagt, »richtigen« Eltern. Die leibliche Mutter ist für sie eine Freundin, die sie mit Vornamen anspricht. Die Erwachsenen regeln die Beziehung verantwortlich und mit Blick auf das Wohl des Kindes. Alle sind froh über die Lösung. Die leibliche Mutter sagte im Gespräch sehr offen, sie habe sich angesichts ihrer zwanzig Jahre für das verantwortliche Muttersein zu jung gefühlt und habe bereits in der Schwangerschaft dankbar die Bereitschaft der Adoptiveltern erlebt, diese Verantwortung zu übernehmen. Das habe auch die Zeit der Schwangerschaft für sie zu einer positiven Zeit gemacht, obwohl der »Erzeuger« sich schon in den ersten Monaten »vom Acker« gemacht habe.

Der Umgang mit den leiblichen Eltern bleibt in der Regel immer eine Herausforderung. Besonders die Pubertät, in der es um Ablösung und Verselbständigung geht, benützen Adoptivkinder häufig, um die Eltern gegeneinander auszuspielen. Den Adoptiveltern wird verkündet, dass die leiblichen Eltern, meist sind es allerdings die Mütter, doch die besseren und liebevolleren gewesen wären, wenn die äußeren Umstände sie nicht gezwungen hätten, das Kind abzugeben. Adoptiveltern fühlen sich dann häufig verletzt, gekränkt, sogar missbraucht. Es wäre jedoch hilfreich, zu verstehen, dass dahinter meist gerade eine umgekehrte Aussage steht. Es ist immer schwieriger, sich von liebevollen Eltern zu lösen als von gleichgültigen. Insofern müssen die Adoptiveltern entwertet werden, damit es möglich ist, sich ins Erwachsenenalter und in die Eigenverantwortlichkeit zu verabschieden.

Eine Jugendliche, Cora, die noch inkognito adoptiert worden war, gebärdete sich in der Pubertät besonders dramatisch. Es gab täglich Auseinandersetzungen und massive Entwertungen, vor allem gegenüber der Adoptivmutter. Die Jugendliche war überzeugt, die leibliche Mutter sei mit Sicherheit die verständnisvollere und einfühlsamere. Nur schwierige Umstände hätten sie gezwungen, ihr Kind damals zur Adoption freizugeben. Mit großem Einsatz machte Cora sich daran, die Adresse der leiblichen Mutter ausfindig zu machen, in der Vorstellung, zu ihr zu ziehen und den Kontakt mit den Adoptiveltern abzubrechen.

Die Adoptivmutter erlebte diesen Vorsatz wie einen Muttermord. Hatte sie alles falsch gemacht, war sie dem Kind etwas schuldig geblieben, genügte ihre Liebe nicht, auch nicht das, was sie an Zeit und Kraft in die Beziehung investiert hatte? Tatsächlich fand Cora Namen und Adresse ihrer leiblichen Mutter heraus, die etwa 200 km entfernt wohnte. Das Mädchen berichtete mir, sie sei mit dem Zug in die Stadt, in der die Mutter wohnte, gefahren, hätte Straße und Haus gefunden, hätte vor der Wohnungstür gestanden und plötzlich gedacht: »Was will ich eigentlich bei dieser fremden Frau?« Sie habe kehrt gemacht und sei mit dem nächsten Zug wieder heimgefahren.

Für die Adoptiveltern war es ein schrecklicher Tag. Sie konnten und wollten Cora nicht in der Verwirklichung ihres Entschlusses hindern und gleichzeitig bangten sie vor dem Verlust. Sie waren über die Rückkehr ihrer Tochter so glücklich, dass sie im Gespräch zu mir sagten: »Es war, als ob uns das Mädchen ein zweites Mal geschenkt wurde, und diesmal war es ihr ganz persönlicher Entschluss. Diese Erfahrung wird es uns leichter machen, Schwierigkeiten in der Beziehung hinzunehmen und trotzdem den Glauben an unsere innere Verbindung nicht zu verlieren.«

- Die verschiedenen Formen der Adoption stellen Adoptiveltern jeweils vor spezifische Schwierigkeiten.
- Lösungen können nur über ein Höchstmaß an Offenheit und Konfliktbereitschaft gefunden werden.
- Die Abwehrmechanismen der Verleugnung, Verharmlosung oder Verdrängung sind Versuche, Verlustängste zu bannen.
- Der Einsatz an Zuwendung und Liebe ist nie vergebens.

4 So kann es gelingen: Konflikte und Lösungen

Die intensive Arbeit im Vorfeld stellt Adoptiveltern darauf ein, dass es Konflikte und Schwierigkeiten in der familiären Interaktion geben wird – früher oder später. Die Vorstellung, ein Adoptivkind mit unendlicher Liebe zu begleiten und damit alle negativen Erfahrungen auszulöschen, ist ein Mythos. Adoptierte Kinder sind zumeist früh verletzte Kinder und der Schmerz dieser Wunde, auch wenn sie verheilt ist, wird im unbewussten Gedächtnis bleiben. Eine Form der Verarbeitung der frühen problematischen Erfahrungen ist der Versuch, die negativen Erfahrungen an den Adoptiveltern abzuarbeiten. Das Motto ist dann: »Den Sack schlägt man, den Esel meint man.«

Jeder Mensch trägt in sich die Sehnsucht nach Harmonie, als Abbild eines inneren Gleichgewichtes. In sich zu ruhen, ist ein lohnendes Ziel, doch der Weg dorthin ist mit Auseinandersetzungen und Konflikten gepflastert. Entwicklung bei Kindern hin zum Erwachsenenalter heißt immer wieder Anspannung und Entspannung, Konfrontation und Geborgenheit. Das Problem für die Eltern ist, dass erst die Auseinandersetzung die Voraussetzung für die Gewissheit ist, sich gehalten und ausgehalten zu fühlen. Das gilt für alle Kinder, vor allem für die mit einer belasteten Früherfahrung. Sich diesem Gesetz des Lebens, des besonderen Lebens als Adoptivfamilie zu stellen, ist die immer neue Herausforderung.

4.1 Die Bereitschaft, Konflikte durchzutragen

Hinzu kommt, dass Eltern nicht unendlich belastbar sind. Bei allem Verständnis für die Problematik der Kinder ist jede Tragfähigkeit begrenzt. Aus dieser Perspektive sind nicht nur die Kinder Konfliktverursacher, sondern ebenso die Eltern. In die aktuelle Situation mischt sich immer auch die Erfahrung mit der eigenen Primärfamilie. Haben wir als Erwachsene gelernt, Konflikte konstruktiv zu lösen? Verfügen wir über das Wissen einer angemessenen Streitkultur oder erschöpft sich Auseinandersetzung in einer permanenten Vorwurfshaltung? Dann wird das Austragen von Konflikten zu einer Täter-Opfer-Interaktion.

»Ich habe mich so um Verständnis bemüht. Ich bin auf alle Schwierigkeiten eingegangen, habe sogar oft einen Konflikt mit meinem Mann riskiert, um meinem Sohn nur ja nicht das Gefühl zu vermitteln, nicht geliebt zu sein. Jetzt bin ich am Ende. Er ist unser kleiner Tyrann, der versucht, mit brachialer Gewalt seine Wünsche durchzusetzen, und ich fühle mich als Opfer. Das ist schließlich der Dank für meinen großen Einsatz.«

Diese mit Leidensmiene vorgetragene Geschichte einer Adoptivmutter zeigt, dass die Lösung von Schwierigkeiten nicht im nahezu masochistisch anmutenden Ertragen der Willkür eines Kindes liegt. Früher oder später kann die Gesamtsituation kippen und aus der opferbereiten kann die vorwurfsvolle, aggressive Mutter werden, die, um sich vor der angemaßten Dominanz des Kindes zu schützen, innerlich oder auch äußerlich die Beziehung aufkündigt.

Entwicklung von Konfliktfreudigkeit und Verzicht auf Harmoniebedürfnis

Erziehung wird heute in besonderer Weise reflektiert. Die Fülle der Ratgeber ist unüberschaubar, und nahezu in jedem wird ein anderer Aspekt in den Mittelpunkt gerückt.

In Abkehr von der autoritären Erziehungshaltung wird Partnerschaft gefordert. Dabei besteht die Gefahr, zu viel zu reden, zu viel zu erklären und dem Kind eine Entscheidungskompetenz zuzumuten, mit der es in der Regel überfordert ist. Hinzu kommt in einem häufig nicht bewussten Bedürfnis, Spannungen zu vermeiden, eine über die

Maßen gewährende elterliche Haltung. Konflikte auszutragen kostet Zeit, Kraft und Geduld.

Wie viel Standfestigkeit haben die heute vielbeschäftigten Eltern, um sich Konflikten auszusetzen und eine den Sprösslingen zuwiderlaufende Meinung zu vertreten? Darf man sich heute der Tochter, dem Sohn widersetzen, ohne in den Verdacht zu geraten, in die »schwarze« Pädagogik der Vergangenheit abzurutschen? Sind Eltern heute überhaupt in der Lage, sich mit einem selbstbewussten »Nein« abzugrenzen?

Für viele Adoptiveltern ist ein Bestehen auf eigenen Vorstellungen und Wünschen nahezu Ausdruck fehlender Zuwendung und Liebe. Ist der Begriff »Konfliktfreudigkeit« bereits ein Widerspruch in sich? Müssen Konflikte, weil sie eine harmonische Verbundenheit zu gefährden scheinen, nicht gemieden oder schnellstmöglich aufgelöst werden?

Kinder brauchen Reibung, um ein eigenes Profil zu entwickeln. Adoptivkinder brauchen zusätzlich die Erfahrung, dass Konfliktspannungen keine negativen Konsequenzen in sich tragen. So kann das Aushalten der Gegensätzlichkeit, für die bereits durch den Generationenunterschied Grund gelegt ist, Hilfestellung geben, schuldfreie Unabhängigkeit zu entwickeln. Harmoniestreben ist nicht selten mit Ich-Schwäche gekoppelt. Lieb sein und lieb gefunden zu werden ist zwar ein schönes Bedürfnis, entspricht jedoch nicht unserer menschlichen Realität und zeugt eher von naivem Wunschdenken. Bei Eltern ist es häufig die Konsequenz einer ihrerseits erlittenen, liebearmen und fordernden Erziehung. Harmonie(sehn)sucht ist damit notgeboren und keine von einem selbstbewussten Ich getroffene Entscheidung. Hinzu kommt der Druck, den andere Eltern indirekt ausüben, wenn sie alle Wünsche ihrer Sprösslinge erfüllen und jene das wiederum stolz ihren Klassenkameraden erzählen.

Man muss also wagen, gegen den Strom zu schwimmen, und sich unter Umständen als Adoptiveltern den Vorwurf gefallen lassen, das »Nachholen« von Liebe und Geborgenheit zu vernachlässigen. Aber gerade das »Nein« in der liebevollen Nähe erlaubt Respekt und Wertschätzung seitens der Kinder. »Ich kann meine Eltern um den Finger wickeln. Sie erlauben mir alles, nur weil sie Angst haben, dass ich sonst Theater mache. Mir wäre es manchmal lieber, sie würden auf den Tisch hauen und etwas verbieten.« Das ist die bemerkenswerte Aussage eines vierzehnjährigen adoptierten Heranwachsenden.

Kinder brauchen klare Ansagen

Kinder brauchen Grenzen, Adoptivkinder auch. Und das Verständnis und die Geduld der Adoptiveltern haben gleichermaßen Grenzen, die im Rahmen ihres Menschseins begründet sind. Adoptiveltern sind nicht zur Mutter Teresa geboren und auch nicht die personifizierte Caritas.

Der Umgang mit Konflikten erfordert den Mut zur Grenzsetzung, die individuell sehr unterschiedlich sein kann. Sie ist abhängig von den eigenen Gefühlen und einer damit im Zusammenhang stehenden subjektiven Belastbarkeit. Es ist für Kinder nicht überzeugend, wenn in der »Man«-Form gesprochen wird und damit sehr unpersönliche Ansagen gemacht werden. Soll eine Botschaft überzeugen, muss in Formulierung und Haltung ein »Ich« dahinterstehen. Das ist dem kindlichen Ich gegenüber zumeist eine Kampfansage und eine Herausforderung, die Kräfte zu messen. Eltern dürfen, müssen sich gelegentlich durchsetzen angesichts ihrer Verantwortung für das Kind, aber auch in Wahrnehmung des eigenen Gefühls. Natürlich darf das nicht zu elterlicher Willkür führen, mit der Entschuldigung, dass man so und nicht anders könne. Dies trifft jedoch nach meiner Erfahrung für Adoptiveltern nur sehr selten zu.

4.2 Gedanken sind Kräfte

Wir alle kennen das Phänomen, dass unter Freunden gleichzeitig dasselbe gedacht oder auch ausgesprochen wird. C. G. Jung fasste dieses unter dem Begriff der Synchronizität zusammen.

In der Hirnforschung wurde Joachim Bauer auf das Phänomen der Spiegelneuronen aufmerksam. Er konnte nachweisen, dass ohne verbalen Austausch bei aufeinander bezogenen Menschen Gefühle parallel laufen. Damit wurde sichtbar, was im Grunde längst bekannt war: Positive Gedanken und Gefühle sind Kräfte, die sich den Menschen mitteilen, denen wir zugewandt sind. Gute Gedanken unterstützen den Fluss einer positiven Energie. Sie transportieren über liebevolles Vertrauen Selbstbewusstsein und verstärken die Überzeugung, den anstehenden Zumutungen des Lebens gewachsen zu sein. Gerade Adoptivkinder, denen das Urvertrauen als Basis fehlt oder immer wieder ins Wanken gerät, können so viel emotionale Unterstützung erfahren, die sie für die Auseinandersetzung mit den Forderungen des Alltags stärkt.

Positives Denken fördert Zuversicht

Wenn wir diese Tatsache nutzen, können wir, ohne viel zu reden, Positives bewirken. Die dreizehnjährige Fadrina, eine indische Adoptivtochter, erzählte: »Mein Vater verspricht mir vor jeder Klassenarbeit, dass er genau in dieser Zeit, selbst wenn er einen wichtigen Termin hat, an mich denkt und mir die Daumen drückt. Dann habe ich immer das Gefühl, die Angst geht weg, auch die Furcht, ich könnte ein Brett vor dem Kopf haben, und ich traue mir eine gute Arbeit zu. Eigentlich weiß ich ja, dass ich es kann, aber dass mein Vater an mich denkt und überzeugt ist, dass ich es schaffe, das tut einfach gut!«

An sich glauben zu können mit der kräfteverstärkenden liebevollen Gedankenarbeit eines Vaters, das fördert die Zuversicht, zukünftig schwierige Situationen auch ohne die gedankliche Verstärkung einer liebevollen Bezugsperson zu meistern. Ein Zehnjähriger, der bei mir eine therapeutische Gruppe besuchte, sagte in diesem Zusammenhang: »Allmählich weiß ich doch, wie die Lutz schwätzt. Da habe ich mir gedacht, das kann ich mir doch eigentlich selbst sagen, und dann brauche ich sie nicht mehr.«

Eine gute Gegenwart als Weichenstellung für eine gute Zukunft

Auf diese Weise kann man sich auch äußerlich von der Abhängigkeit vom guten Wollen der Adoptiveltern und anderer Erwachsener distanzieren und selbstdenkend, selbsthandelnd sein Leben positiv gestalten. Eine Gegenwart, in der ein Kind gelernt hat, an sich zu glauben, wird sich zu einer guten Zukunft weiterentwickeln. Diese ist ja nicht ausschließlich ein fatales Schicksal, sondern wird in vielen Bereichen von uns selbst geformt. Unsere individuelle Wirklichkeit gestaltet unsere persönliche Zukunft.

Noch einmal Fadrina: »Ich glaube ganz fest daran, dass ich einen Platz im Leben finde. Viele unserer Bekannten schütteln immer, wenn sie mich sehen, sorgenvoll das Haupt. Als ob nichts aus mir werden könne, weil ich eine dunklere Hautfarbe habe und adoptiert bin. Aber meine Eltern sind überzeugt, dass ich es schaffe. Sie machen nicht so viele Worte, aber ich spüre es einfach, wie sie an mich glauben!« Fadrinas Eltern ergänzten diese Aussage aus ihrer Perspektive. »Fadrina sollte abgetrieben werden, weil sie ›nur‹ ein Mädchen ist. Sie hat offenbar schon in der Schwangerschaft enorme Widerstandskräfte gehabt. Das gehört zu ihr und das beweist sie uns täglich, nicht immer auf angenehme, aber doch auf eine für sie und uns notwendige Weise. Darum wissen wir zutiefst innerlich, dass sie ihren Weg machen wird. Ob sie Umwege braucht oder den direkten Weg einschlagen kann, wissen wir nicht. Aber wir glauben an sie und ihre persönliche gute Zukunft.«

4.3 Erziehung zum Selbstbewusstsein

Von der Dichterin Marie von Ebner-Eschenbach stammt der bemerkenswerte Aphorismus:

*»Die Gelassenheit ist die anmutige Form des Selbstbewusstseins.«**

Damit umreißt die Dichterin im Grunde ein zentrales Anliegen im Umgang mit Adoptivkindern. Als Eltern gelassen zu bleiben, für die Kinder unterstützend da zu sein, ihnen aber auch Eigenständigkeit zuzutrauen, das ist der eine Aspekt, der in diesem Aphorismus verborgen liegt.

Es gibt noch einen weiteren verborgenen Gehalt, und der weist auf Mut hin. Diese Haltung ist erforderlich, um sich seiner selbst bewusst zu sein. Dazu gehört auch, zu wagen, gegen den Strom zu schwimmen, »ja« und »nein« am richtigen Ort zu sagen und zum eigenen Profil, zur eigenen Überzeugung zu stehen. Das ist der Raum der notwendigen Abgrenzung, um sich als eigenständige Persönlichkeit zu profilieren. Die andere, Mut erfordernde Einstellung ist, sich dort anzupassen, wo es das Realitätsprinzip oder auch die sachliche Überlegung erfordert. Im Wahrheitsfanatismus Opposition um jeden Preis zu leben, bedeutet, in Michael Kohlhaas'scher Manier zu scheitern.

Selbstbewusstsein ist nicht verbissen, und das ist der dritte Aspekt, sondern anmutig. Echte Sicherheit hat es nicht notwendig, rechthaberisch zu sein, sondern kann zugewandt bleiben. Damit wird Selbstbewusstsein zum Ausdruck der Leichtigkeit des Seins, geheimer Wunschtraum von uns allen.

---

* Ebner-Eschenbach, Marie von: Aphorismen. Frankfurt a. M., 2013, S. 50.

4.4 Selbstwert muss täglich neu errungen werden, bei Eltern wie Kindern

Und wie ist dieses Ziel im pädagogischen Alltag bei Adoptivkindern umzusetzen? Wie ist es möglich, leicht und gelassen zu sein, wenn das Schicksal des Kindes nicht selten der geöffneten Büchse des Aiolos in der Odyssee gleicht, aus der nur Belastendes und Negatives hervorzuquellen scheint?

Leider wird oft vergessen, dass Schwieriges, ja Tragisches oft auch einen erheiternden oder komischen Aspekt hat. Lachen kann verquere Situationen entspannen. Dabei soll es nicht ums Auslachen gehen, sondern um die Erkenntnis, dass es an unserer Betrachtungsweise liegt, wie tragisch wir eine schwierige Situation interpretieren.

Müssen alle konflikthaften Ereignisse durch ein Vergrößerungsglas betrachtet werden? Hilfreich ist es, sich in aufreibenden aktuellen Konflikten erst einmal zurückzulehnen und damit eine neue Perspektive zu gewinnen. Ein engagierter Vater formulierte es sehr eindrücklich: »Ich bin begeisterter Bergwanderer. Die wichtigste Erfahrung, wenn ich auf einem Gipfel stehe, ist, dass Kleines klein und Großes groß wird. Aus dem Blickwinkel dieser Unendlichkeit gewinne ich immer wieder den richtigen Maßstab. Nur leider«, fügte er lächelnd hinzu, »geht mir oft die Erinnerung verloren, und dann rege ich mich über Kleinigkeiten auf. Aber irgendwann weiß ich wieder, was wichtig ist in der Beziehung zu unseren Kindern.«

Liebe allein genügt nicht, so bereitwillig diese auch verschenkt werden will. Es gehören dazu klare Ich-Botschaften seitens der Erzieher, die dem Kind innerhalb von Grenzen einen geschützten Raum anbieten. Diese Äußerungen meinen klare, vom Ich des Erziehers gesteuerte Ansagen, die persönliche Gefühle zum Ausdruck bringen. Damit schaffen Eltern für ihre Kinder einen Schutz vor objektorientierten Ängsten vor dem Ausgegrenzt- oder gar Verstoßenwerden. Gleichzeitig bilden sie aber auch einen Schutz vor Ängsten gegenüber den eigenen Triebimpulsen, die umso maßloser und damit bedrohlicher werden, als sie seitens der Eltern unreflektiert befriedigt werden.

Eltern sollen weder Kumpel noch Diener ihrer Kinder sein. Der Generationenunterschied schafft Sicherheit und gleichzeitig die Möglichkeit, sich schuldfrei abzulösen. Eltern sind keine Kameraden, die man beim Vornamen ruft. Jene können in keiner Weise den notwendigen Halt bieten, um selbständig und selbstbewusst in die Welt zu gehen. Ehrlicher und stimmiger ist es, Eltern als »alt und spießig« zu titulieren und es als »peinlich« zu erleben, mit ihnen gesehen zu werden.

Alle Frustrationen vom Kind fernzuhalten, es von morgens bis abends zu bedienen, schafft zwar vordergründig Frieden. Der ist jedoch nur von kurzer Dauer. Verwöhnung schafft ein Gewohnheitsrecht. Das Anspruchsdenken und die Erwartung, Bedürfnisse müssten auf der Stelle befriedigt werden, machen abhängig und unzufrieden, wenn nicht unglücklich. Adoptivkinder, die an Treibhausluft gewöhnt sind, können mit den gelegentlich rauen Lüften der Außenwelt nicht angstfrei umgehen. Die Fähigkeit, Frustrationen zu ertragen, sich durch eine schwierige Situation durchzubeißen, kann sich nicht entwickeln, wenn überfürsorgliche Eltern alle Schwierigkeiten aus dem Weg räumen.

Ein gutes Beispiel für eine sich ins Maßlose steigernde Anspruchshaltung ist das Grimm'sche Märchen vom Fischer und seiner Frau. Der Fischer ist mit den immer maßloseren Wünschen seiner Frau zwar nicht einverstanden, doch er wagt nicht, »nein« zu sagen und hofft auf ein Bescheiden. Das Gegenteil ist der Fall: Die Zufriedenheit der Fischersfrau hält immer kürzer an, je mehr sie bekommt, je höher sie steht. Dass es dieses Märchen in vielen Kulturkreisen mit unterschiedlicher Akzentsetzung gibt, beweist, dass die sich maßlos gebärdende Gier ein archetypisches Thema ist. Das alle Versionen verbindende Thema ist die Konsequenz der Unersättlichkeit, nämlich der Absturz in den totalen (emotionalen) Mangel der Anfangssituation.

Lob und Bestätigung sind hilfreiche Mittel, um Selbstbewusstsein zu fördern. Sie unterstützen den Mut zur eigenständigen Leistung, sie schaffen Zutrauen in die eigenen Möglichkeiten. Aber auch hier gilt es, Maß zu halten. Lob ist oft Tarnung für verhüllte Leistungsforderung. Wenn ein Kind bereits auf dem Spielplatz eine Benotung erlebt, wie kann es dann lustvoll um der Aufgabe selbst willen Wagnisse eingehen, Neues ausprobieren?

Eine Adoptivmutter erzählte mir, dass es ihr kürzlich, als sie sich mit ihrer fünfjährigen Lea auf dem Spielplatz aufhielt, wie Schuppen von den Augen gefallen sei. Sie hörte eine andere Mutter, wie diese unentwegt bei jedem Kletterversuch ausrief: »Gut, wie du das machst, super, und jetzt die Rutschbahn, Klasse, wie du das kannst!« Es wurde der Adoptivmutter bewusst, dass Kinder eine Beschreibung ihres Tuns, eine Begleitung ihrer Gefühle brauchen, statt eine im Zuckerguss des Lobes verborgene Bewertung. Sinngemäß kann das heißen: »Du gehst jetzt über die schwankende Brücke in der Ritterburg, das ist aufregend und ich staune, wie du das hinkriegst«, oder: »Wenn ich so sehe, wie du es schaffst, auf das Klettergerüst zu steigen, dann merke ich, dass ich mir das gar nicht traue, ich bekäme Angst.« Das ist hilfreicher, als die Angst zu projizieren und das Kind vor der Gefährlichkeit des Klettergerüstes zu warnen. »Am Beispiel anderer«, so endete die Adoptivmutter, »lernt man am besten, wie man es machen oder auch wie man es bitte nicht machen sollte.«

Das Gleiche gilt für das unentwegte Reden. Gerade Adoptiveltern haben als Ausdruck ihres intensiven emotionalen Engagements das Bedürfnis, viel zu erklären, immer in der Sorge, das Kind könnte auf dem Hintergrund seiner Geschichte mit den Realitäten des Lebens nicht zurechtkommen.

Gefühlserziehung ist wichtig, um die individuellen Begabungen und Fähigkeiten nutzen zu können. Die Familie zum Schauplatz psychologischer Erörterungen zu machen, birgt in sich die Gefahr, dass Gefühle zerredet werden. »Ich höre schon gar nicht mehr hin, wenn meine Mutter mir alle möglichen Dinge erklären will, warum sie sich so fühlt, warum mein Vater so handelt, warum ich so reagiere. Als ob ich so beschränkt wäre, dass ich mir das nicht selbst zusammenreimen könnte. Und dann sagt sie in ihrem Redeschwall immer, dass sie das sagt, damit ich mich hier im Leben zurechtfinden soll, als ob ich, weil ich aus Kolumbien komme, nicht selbst beobachten könnte.« So der dreizehnjährige Adrian. Selbstbewusstsein fördern heißt auch, zutrauendes Schweigen einüben!

4.5 Aggression als dynamische Kraft und die Sackgasse der Autoaggression

Ein zentrales Problem in der Behandlung von Adoptivkindern ist der Umgang mit Aggression. Wenn wir den Begriff Aggression in seiner ursprünglichen Bedeutung (*ad gredi* – an etwas herangehen) verstehen, dann geht es im Grunde um den angemessenen Umgang mit der dynamischen Kraft, die jedem Menschen innewohnt. Es ist die gleiche Dynamik, die Kreativität, Eigenständigkeit und ein vitales Angehen des Lebens erlaubt.

Gehemmte Kinder empfinden diese Kraft als bedrohlich und nutzen sie nicht, weil sie befürchten, dadurch die Liebe der Eltern zu verlieren. Sie sind zwar »liebe« Kinder, unterschwellig jedoch häufig depressiv. Es fehlt ihnen der Schwung, sich ins Abenteuer des Lebens zu stürzen. Sie kennen weder Risikofreude noch Unternehmungslust. In den Zeichnungen dieser Kinder fehlen oft die Hände, als die Organe aktiv handelnden Zupackens, manchmal sogar die Arme. Reaktiv besteht die Gefahr autoaggressiven Agierens, denn die innere Dynamik muss irgendwie kanalisiert werden. Darf sie nicht nach außen explodieren, muss sie selbstverletzend implodieren.

Peter, ein zwölfjähriger Junge, aus Russland stammend, wurde von den Eltern als aufmerksamer, höflicher und liebevoller Junge geschildert. Sein Symptom waren Schulschwierigkeiten, trotz einer überdurchschnittlichen Begabung. Ein Vorfall alarmierte die Eltern und veranlasste sie, therapeutische Unterstützung zu suchen: Beim Sportunterricht sei der Junge absichtlich in so großem Tempo gegen eine Wand gerannt, dass er sich beim Aufprall beide Arme gebrochen habe.

Es konnte mit den Eltern ein Verständnis für die autoaggressive Dynamik entwickelt werden. Schweren Herzens verabschiedeten sie sich von der Vorstellung eines »lieben« Kindes zugunsten eines dynamisch aktiven, gelegentlich aggressiven, aber zunehmend selbstbewussten Jungen. Damit konnte eine Wiederholung des selbstverletzenden Verhaltens vermieden werden. Darüber hinaus stabilisierten sich die Schulleistungen.

Einem aktiv-vitalen Kind stehen Begabungsressourcen zur Verfügung, die einem passivem »lieben« Kind verschlossen bleiben.

- Zur Erziehung zum Selbstbewusstsein gehört die Förderung der Fähigkeit, Wesentliches von Unwesentlichem zu unterscheiden.
- Eltern brauchen Mut zu handeln und nicht in einer gedanklichen Erörterung stecken zu bleiben.
- Jedes Tun schließt die Gefahr von Fehlern mit ein, aber jeder Fehler lässt sich korrigieren.
- Adoptivkinder sind aufgrund ihrer Geschichte sehr feinfühlig und gleichzeitig sehr tolerant.
- Eine Entschuldigung für unangemessenes elterliches Tun schafft immer Entspannung und erlaubt Kindern, ihrerseits Fehler zu machen, ohne Ängste vor Wertlosigkeit.
- Kinder haben zusätzlich auch eigene vitale, selbstheilende Kräfte. Auf diese zu vertrauen schafft Zuversicht und damit Sicherheit.

4.6 Die Rolle des Vorbildes

In einem Seminar befragte ich einstmals Adoptiveltern nach ihren Vorbilderfahrungen. Die positiven Erinnerungen sprudelten nur so. Erstaunlich selten allerdings hatten die eigenen Eltern Vorbildfunktion. Sehr häufig wurden Großeltern genannt, die sich ihnen, als sie Kinder waren, liebevoll und mit Zeit zugewandt hatten. Einige wenige Lehrer spielten eine Rolle, Lehrherren, aber auch Nachbarn und Verwandte. Filmstars, Sportgrößen oder Politiker wurden kaum genannt. Zu ihren Vorbildern wussten die Adoptiveltern zum Teil anrührende Geschichten zu erzählen. Im Mittelpunkt stand vor allem der Faktor Zeit, Geduld und ruhige Freundlichkeit. In zweiter Linie ging es um erfolgreiche Leistung, Ansehen und Geltung.

Das Leben in seiner Komplexität ist aus eigenen Kräften nur schwer zu bewältigen. Das gilt in besonderem Maß für Adoptivkinder. Sie brauchen angesichts ihrer traumatischen Erfahrungen eine Richtschnur, die ihnen erlaubt, sich in ihrem eigenen Fühlen und Erleben wach von dem der Umwelt zu unterscheiden. Sie brauchen Orientierung und Hinweise, um ihren Weg zu finden.

Eltern gleichen Wegweisern, die jedoch darauf vertrauen müssen, dass es dazwischen immer wieder Wegstrecken gibt, die den Wanderer herausfordern, nach Orientierung zu suchen, bis eine neue Markierung entdeckt wird.

Ein Vorbild will nichts anderes sein als ein Bild, das zur Aufmerksamkeit einlädt. Es übt weder Druck noch Zwang aus. Es kann lediglich zum verweilenden Betrachten anregen. Es kann Leitbild werden, aber auch die Freiheit vermitteln, sich abzuwenden und eine andere Richtung einzuschlagen.

Worte sind gut, Handeln ist besser

Auch wenn Eltern selten als Vorbilder genannt werden, bestimmen sie doch den Lebensentwurf ihrer Kinder sehr wesentlich. Gerade für

Adoptivkinder repräsentieren sie Werte, die in den meisten Fällen bei den leiblichen Eltern keine Gültigkeit besitzen würden. Gleichzeitig schließt die bewusste Erziehung zu einem kritischen Individuum aber auch das Angebot mit ein, die Werte, die für die Eltern wesentlich sind, kritisch zu hinterfragen. Nicht jeder Wegweiser muss verbindlich sein, manchmal entpuppt er sich auch als problematisch. Dann ist es gut, wenn Kinder eine gegenteilige Überzeugung äußern.

»Mein Vater sagt immer, ich soll nicht so viel ›daddeln‹. Dabei ist er selbst immer am Smartphone oder Computer, und nicht immer aus geschäftlichen Gründen, wie er behauptet. Neulich habe ich ihn bei einem Spiel erwischt – und bei mir meckert er!« So beklagte sich Kasimir, ein Zehnjähriger aus Afrika.

Welche Eigenschaften überzeugen letztlich Kinder, damit Erwachsene für sie Vorbilder werden, die eine positive Orientierung anbieten? Es ist in erster Linie Wahrhaftigkeit, gepaart mit Offenheit und einer Zugewandtheit, die Interesse und Liebe verrät. Nicht auf eine aufdringliche Art, die einen Besitzanspruch signalisiert, sondern, wie Kasimir es ausdrückte, »einfach so«.

In der Elterngruppe konnten wir auf diesem Hintergrund erarbeiten, dass es nicht die Worte, die Belehrungen waren, die Vorbildfunktion hatten. Es war vielmehr die Person selbst, das innere Gleichgewicht, das sie ausstrahlte, ihre Erfahrung und Sicherheit im Umgang mit dem Leben, die beeindruckend war.

Eine Mutter erzählte von einem neunzigjährigen Bauern in Südtirol, bei dem ihre Eltern über Jahre eine Ferienwohnung gemietet hatten. Er war zwar wortkarg, aber er zeigte ihr und ihren Geschwistern den liebevollen Kontakt mit Tieren. Jedes der Rinder hatte einen Namen und er behandelte jedes anders. »Sie sind alle Persönlichkeiten, wie wir Menschen auch, und wollen verstanden werden.« »Dieser Satz hat sich mir als Siebenjähriger tief eingeprägt und ist für mich Leitmotiv geworden für die Behandlung unserer Kinder.«

Überlegungen zur Vorbildfunktion schließen die Frage an unsere eigene Persönlichkeit mit ein. Was leben wir vor, wie ehrlich sind wir, wie verlässlich? Vermitteln wir im Umgang mit anderen doppelte Botschaften? Wenn wir uns durch unsere Kinder am Telefon verleugnen lassen (»sag, dass ich nicht da bin«), erziehen wir damit nicht zur Unaufrichtigkeit?

Die neunjährige Lola konfrontierte einmal ihre Mutter mit dieser – für jene unbewussten – Doppelbödigkeit: Das Telefon klingelte, die Mutter verdrehte die Augen und schimpfte halblaut vor sich hin. Am Telefon war eine nicht sehr geschätzte Verwandte, die fragte, ob sie störe. Die Mutter beeilte sich zu versichern, dass, ganz im Gegenteil, sie sich freue, mit ihr zu reden. Das Mädchen schaute ihre Mutter während des Telefongesprächs unverwandt an und fragte anschließend: »Warum hast du nicht die Wahrheit gesagt?« Die Mutter, so berichtete sie mir, zögerte eine Weile und wollte weit ausholend der Tochter etwas über Takt und Respekt erzählen. Aber das Wort Wahrheit hallte noch in ihren Ohren und so sagte sie einfach: »Lola, ich bin feige und habe mich nicht getraut.«

Diese Offenheit hat die Tochter so beeindruckt, dass sie den Vorfall auch in der Therapie zum Thema machte. Sie gab sich erst zufrieden, als sie sich überzeugen konnte, dass ich meinerseits auch in manchen Situationen feige sei und dass man sich das nicht übelnehmen müsse. Abschließend meinte sie: »Und dafür bin ich hier, dass ich bei dir Mut lerne, und vielleicht lernst du auch etwas bei mir.« Dem konnte ich nur aus vollem Herzen zustimmen. Wir sind einerseits Vorbilder für die Kinder, Orientierung auf deren Weg zur eigenen Persönlichkeit, auf der anderen Seite sind gerade die frühbelasteten Kinder unsere besten Lehrmeister.

Die Wirkung der Person in ihrem Sein

Die Voraussetzung dafür, ein Stück weit Vorbild für die Adoptivkinder zu sein, ist also erneut das delphische Wort »Erkenne dich selbst«. In der Wahrnehmung unserer eigenen Person in ihrem Sosein, nicht geschönt durch Fantasien des Seinsollens, können wir am ehesten junge Menschen ins Leben begleiten. Wir können ihnen dann in Freiheit Werte vermitteln, die für uns Gültigkeit haben. Ob sie sie allerdings übernehmen, steht nicht in unserer Macht. Da können wir nur offen sein für ihre Vorstellungen und Neigungen.

Trotzdem scheint es mir gerade heute wesentlich, den Kindern zu vermitteln, dass es sich lohnt, persönliche Wertvorstellungen zu entwickeln, auch wenn sie nicht mit denen, die ein aktueller Zeitgeschmack repräsentiert, übereinstimmen. Wertvorstellungen können sich verändern, manches mag überlebt erscheinen, aber die Suche sollten wir nie aufgeben und dies Bemühen den Kindern vorleben. Sie wollen spätestens in der Pubertät wissen, was die Eltern berührt und ihnen das Leben lebenswert macht.

Vernichtend ist das Urteil eines Fünfzehnjährigen, der mir sagte: »So wie mein Vater möchte ich nicht leben. Tagsüber arbeitet er, abends liest er die Zeitung und guckt fern, wobei er meistens einschläft, und täglich verkündet er, er freue sich schon auf die Rente, weil er dann nicht mehr arbeiten müsse. Ich habe ihn gefragt, was er dann tun wolle, da hat er keine Antwort gewusst.« In der Verneinung einer zunehmend lästigen Pflicht allein liegt kein Lebenssinn. Damit verzichten wir in einer kaum verschleierten Haltung von Resignation auf die Lust, Orientierung für eine zu gestaltende Zukunft zu vermitteln und schlicht Vorbild zu sein.

Ein persönliches Beispiel mag die Bedeutung eines Vorbildes beleuchten, das wir häufig abgeben, ohne es zu wissen: Anlässlich eines Vortrages sprach mich eine Frau an, in der Meinung, ich könne mich nicht mehr an sie erinnern. Ich hatte ihren damals siebenjährigen Sohn vor vierzig Jahren über zwei Jahre therapeutisch begleitet und als junge Therapeutin viel über die Symbolik seiner ungewöhnlich kreativen Bilder gelernt. Die Mutter berichtete, er arbeite jetzt zufrieden und erfolgreich in Paris, es gehe ihm gut. Daraufhin meinte ich, sie solle ihn von mir grüßen, wenn er sich noch erinnern würde. »Erinnern«, antwortete sie, »aber natürlich, er hat Sie doch immer so verehrt!«

Und wenn die persönlichen Bilder nicht mehr ausreichen, wenn unsere Mängel Kritik und vielleicht sogar Abwendung erzeugen, dann sollten wir alle, ob Adoptiveltern, Erzieher oder Therapeuten, auf die Macht archetypischer Bilder vertrauen, so, wie sie sich in Märchen und Mythen widerspiegeln. Da gibt es immer wieder die Möglichkeit, Vorbilder zu finden, die zu einer prägenden und Halt gebenden Macht werden können. Sie sind als Protagonisten alter Geschichten so weit entfernt, dass es für Kinder nicht peinlich ist, sich an ihnen zu orientieren, und gleichzeitig in ihrem zutiefst menschlichen Gehalt so nahe, dass sich jeder Mensch darin wiederfindet. So kann sich immer neu Hoffnung und Zuversicht für jedes individuelle Leben entwickeln.

- Das Vorbild eines Erwachsenen wirkt weniger durch Reden als durch Tun.
- Offenheit und Wahrhaftigkeit sind wichtige Aspekte der Vorbildfunktion, trotzdem gibt es Grenzen, die das Menschsein zieht.
- Wir lehren Kinder und lernen von ihnen.
- Mythen und Märchen können als Halt gebende Vorbilder von Bedeutung sein.

5 Die therapeutische Interaktion mit Adoptivkindern

Psychotherapie mit Adoptivkindern und adoptierten Jugendlichen unterscheidet sich in verschiedener Hinsicht von der psychotherapeutischen Arbeit mit leiblichen Kindern. In der Regel entwickelten adoptierte Kinder eine frühe Bindungsstörung, die ein sehr behutsames Umgehen mit dem therapeutischen Beziehungsangebot erfordert. Die Kinder verlangen in ihrer weitgehend unbewussten Bedürftigkeit ein vorsichtiges Herantasten an ihre Person, denn die präverbal erlebten seelischen Verletzungen können zunächst nur im intuitiven Erahnen Gestalt gewinnen. Takt und Feinfühligkeit sind Voraussetzungen, um das Kind in seinen nonverbalen Äußerungen zu verstehen.

Neben den frühen problematischen Bindungserfahrungen sind adoptierte junge Menschen in der Regel einmal durch die Tatsache des Abgegebenseins, oft zusätzlich durch die Erfahrung bei mehreren Pflegestellen oder durch einen Heimaufenthalt traumatisiert. Ängste vor Trennung und Verlust gehören zur Grundbefindlichkeit. Damit diese jedoch nicht zusätzlich ängstigend ins Bewusstsein treten, wurden vielschichtige Abwehrmechanismen entwickelt. Diese sind Überlebensstrategien eines Not-Ichs und müssen Kindern wie Jugendlichen zunächst zugestanden werden.

Bewusstwerdung, der Prozess der Psychotherapie, ist keine vergnügliche Angelegenheit. Es wird durch die Selbsterkenntnis viel Angst aktiviert, die ins Bewusstsein integriert werden will. Auch wenn das Kind vordergründig »nur spielt«, leistet es auf der unbewussten Ebene Schwerarbeit. Die Belastung durch ein individuelles Schicksal, das sich in emotionalen Mangelerfahrungen und daraus resultierend in einem Urmisstrauen gegenüber der Welt ausdrückt, muss in Ursache und Konsequenz getragen werden. Alle Bezugspersonen, seien es Eltern, vor allem aber auch Erzieher und Lehrer, sollten diese Tatsache respektieren und wertschätzen.

5.1 Therapie als Reifeimpuls

Das Ziel einer psychotherapeutischen Behandlung ist ein Nachreifen von Gefühlen, die aufgrund der belasteten Lebensgeschichte nicht bewusst werden durften und darum im wahrsten Sinne ein Schattendasein führen. Hierbei geht es vor allem um Sehnsüchte nach Geborgenheit, dem Wunsch nach sicherem Halt, auch im Sinn des Ausgehaltenseins. Je umfassender die frühen Frustrationen dieser Bedürfnisse waren, desto größer ist das Bedürfnis, das in der Therapie ausgelebt werden will. Es fühlt sich seitens des Therapeuten häufig an wie eine grenzenlose Gier, die ihn nahezu aussaugt, so dass nach solchen Stunden ein Gefühl maßloser Erschöpfung zurückbleibt.

Auf der anderen Seite wurden auch aggressive Gefühle verdrängt. Die Angst vor Beziehungsverlust war so groß, dass es zu gefährlich schien, diese Empfindungen auszuleben. Eine Verarbeitungsform des mangelnden Geborgenheitserlebens ist die Enttäuschungswut, die häufig destruktive Züge hat und nicht nur von der Umwelt, sondern auch vom Kind selbst extrem gefürchtet wird. Mit reaktiver Verdrängung wird der Stau immer umfassender und lähmt jede aktive, progressive Entwicklungsdynamik. So entsteht eine Reifungsdisharmonie, die zusätzlich Angst erzeugt und in die Problematik der Verdrängung und – in deren Folge – in die Gefahr von eruptiven aggressiven Entladungen mündet.

Der Gedanke der sogenannten Übertragung und damit verbunden der Gegenübertragung ist ein wichtiges therapeutisches Moment, um Konflikte zu verstehen und angemessen zu bearbeiten. Sobald ein Stück Vertrauen und Sicherheit innerhalb der therapeutischen

Beziehung entstanden ist, fängt das Kind bzw. der Jugendliche an, seine negativen Erfahrungen am Therapeuten wieder zu beleben, als ob jener der Verursacher seiner ganzen leidvollen Erfahrungen gewesen sei. Hierbei geht es jedoch nicht nur um die bewussten Erinnerungen, sondern vor allem um die negativen Prägungen aus den ersten Lebensjahren, oft sogar bereits in der Schwangerschaft. Depressiver Rückzug, Schweigen und scheinbare Kündigung der Beziehung, unvermittelte aggressive Durchbrüche, nicht selten mit Tätlichkeiten verbunden, offenbaren Haltlosigkeit und Verzweiflung. Die neue Erfahrung, die heilend wirken kann, beinhaltet für das Kind die Erkenntnis, dass diesmal kein Beziehungsabbruch droht, sondern dass diese Gefühle, vielleicht zum ersten Mal, verstanden werden.

In der so bezeichneten Gegenübertragung werden im Therapeuten Gefühle lebendig, die vom Patienten nicht ausgehalten werden können: Zumeist sind es die ganz frühen, im Unbewussten verankerten Überzeugungen, nicht um seiner selbst willen geliebt zu werden, nur Leere und Beziehungslosigkeit erlebt und die Welt als beunruhigend, wenig verlässlich, wenn nicht gar zerstörerisch erlebt zu haben.

Gemüts- und Gefühlspflege im Rahmen einer bejahenden und verlässlichen Beziehung, das ist Voraussetzung für eine Therapie, die früheste seelische Verletzungen wahrnimmt. Neue, tragfähige Beziehungsmomente sollen jene in ihrer pathologischen Wirksamkeit kompensieren und zu einem inneren Gleichgewicht verhelfen. So hat auch die Realerfahrung der Person des Therapeuten eine wichtige Wirkung, die krankmachende Primärerfahrungen korrigieren kann. Wahrhaftigkeit, Authentizität, Spontanität und nicht zuletzt Bescheidenheit, in Verbindung mit fachlicher Kompetenz, machen die Begegnung in der therapeutischen Behandlung zu einer Einmaligkeit, die bereichernd für das Adoptivkind, in gleicher Weise aber auch für den Therapeuten ist.

»Du bist eigentlich auch noch ein bisschen ein Kind«, sagte ein Elfjähriger zu mir. »Aber«, so fuhr er fort, »das ist eigentlich auch wieder gut, denn so kann ich mit dir über Dinge reden, die ich keinem Erwachsenen erzählen würde.«

In gleicher Weise gehört zum therapeutischen Beruf jedoch auch der Verzicht. Die Beziehung in ihrer Unmittelbarkeit und Einmaligkeit muss von Herzen kommen, damit sie zu Herzen gehen kann. Und eines Tages wird ein Kind vermitteln, dass es dieser Form der korrigierenden Stütze nicht mehr bedarf.

»Ich muss nämlich jetzt in der Vorschule ganz viel mit meinen Freunden machen und habe keine Zeit mehr für dich«, erklärte der sechsjährige Stefan nach einer langen Zeit einer intensiven Behandlung. Und er ging, ohne sich noch einmal umzuschauen. Eine achtzehnjährige Jugendliche erklärte einmal nach einer langen Schweigepause: »Sie haben einen schrecklichen Beruf. Sie müssen sich immer verlassen lassen!« Manchmal erfährt man nach Jahren wieder etwas von den Kindern, gelegentlich kommen sie mit ihren eigenen Kindern wieder zur Therapie. Aber meist verschwinden sie aus dem Blickfeld und man muss es zulassen. Es bleibt das Vertrauen, dass die neue, stabilisierende Beziehungserfahrung verinnerlicht wurde und zum Leitmotiv einer sicheren Beziehungsfähigkeit geworden ist.

Psychotherapie als Hilfestellung zur Verarbeitung belastender Früherfahrungen

Eine sehr engagierte Vermittlerin äußerte einmal ihre Überzeugung, dass im Grunde jedes Adoptivkind ein Recht auf Psychotherapie habe. »Die frühen belastenden Erfahrungen mit einer lieblosen Welt können von Adoptiveltern allein nicht aufgefangen werden. Es ist unmöglich, 24 Stunden dem Kind in einer therapeutischen, gewährenden Haltung zu begegnen. Neben der Überforderung bedeutete dies auch eine Verfälschung der Realität.«

Bedingungsloses Verständnis, ein kritikloses Eingehen auf die emotionalen Bedürfnisse eines Kindes, die Bereitschaft, die Stunden durch eine weitgehende Selbstbestimmung des Kindes gestalten zu lassen, wird dem pädagogischen Alltag nicht gerecht. Bei allen Verletzungen in der Vergangenheit brauchen die Kinder zur Entwicklung einer belastbaren Persönlichkeit auch Grenzen, um Frustrationstoleranz zu entwickeln. Der Alltag konfrontiert sie mit Forderungen, die bewältigt werden wollen und müssen.

Die analytische Therapie soll als eine Art von Medizin verstanden werden, nicht aber als eine rund um die Uhr verfügbare Dauerbehandlung. Eine Neuerfahrung, ein bis zwei Mal in der Woche mit je einer Stunde, wird vom Kind als eine Außerordentlichkeit betrachtet, die es sehr wohl nicht als Regel im Rahmen der Interaktion zwischen Erwachsenen und Kindern einordnet, sondern als Besonderheit.

Therapie ist nicht nur gewährendes Zuckerbrot, sondern versteht sich als Bemühen, über die Ich-Stärkung und die Anerkennung autonomer Fähigkeiten eine Hilfe zur Selbsthilfe anzubieten.

»Ich werde auch einmal Therapeutin«, erklärte die achtjährige Mila. »Da muss man nicht viel arbeiten, sondern kann spielen und ein bisschen reden. Und die Kinder müssen immer die Bestimmer sein. Die haben am meisten zu tun.« Gerade keine Ratschläge, Hinweise und Empfehlungen zu geben, im Sinne eines »ich an deiner Stelle …«, sondern stattdessen auf die selbstregulierenden Fähigkeiten eines Kindes zu vertrauen, erweist sich in der Praxis oft als schwierige Herausforderung. Es bedeutet zu reagieren, nicht zu agieren. Nicht unsere Meinung dazu, was jetzt erforderlich sein könnte, ist gefragt, sondern ein mitschwingendes Verstehen, warum ein Kind eine bestimmte Entscheidung trifft.

Die Person des Therapeuten als Mitgestalter

Jeder Therapeut muss bei seinem Tun das eigene Gewordensein berücksichtigen. Täglich neu muss sich ihm die Frage stellen: »Wem zum Nutzen?« Neben aller Empathie, aller Bereitschaft, dem adoptierten Kind und Heranwachsenden Unterstützung zu geben, darf diese Haltung nicht in einen sentimentalen Gefühlsüberschwang entgleisen, der weniger das Kind als das narzisstische Bedürfnis, lieb und gut gefunden zu werden, als Motiv hat. Darum ist ein zentrales Moment therapeutischen Tuns immer die Selbstreflexion. Auch Therapeuten sind Menschen mit einer Geschichte, die nicht selten ähnliche Verletzungen in der Kindheit in sich schließt. Die Verführung, die eigene Problematik über die Behandlung des Gegenübers aufzulösen, stellt sich täglich neu.

»So gestört wie Sie möchte ich nicht sein. Täglich acht Stunden, oder wie viel Sie auch arbeiten, die Probleme anderer Leute anzuhören, was ist das für ein Dasein! Da gehe ich doch lieber zweimal in der Woche in Therapie und im Übrigen lebe ich!« Das war die betroffen machende Aussage eines achtzehnjährigen adoptierten Jugendlichen.

Damit stellt sich dem Therapeuten immer eine doppelte Aufgabe: Einerseits verlangen die Kinder und Jugendlichen, ebenso wie die Eltern, die einfühlungsbereite Nähe, um ein Gefühl des Vertrauens aufzubauen. Die Voraussetzung dafür ist, dass der Therapeut angesichts der bewussten Auseinandersetzung mit seiner eigenen Geschichte in der Lage ist, die emotionale Befindlichkeit eines Adoptivkindes wie auch die der Eltern nachzuvollziehen, sich in das Leid und den Schmerz des frühen Nichtgesehenwerdens einzufühlen. Andererseits ist jedoch immer auch eine Distanz notwendig, die Unterscheidung erlaubt. Nicht ich bin es und auch nicht meine, womöglich ähnliche Geschichte, sondern es ist das Erleben meines Gegenübers, mit dem ich mich auseinandersetze. Das therapeutische Standbein ist die persönliche Ich-Integrität, das Spielbein die Identifikation mit den Klienten, als ob es das eigene Leben und Erleben wäre.

- Therapie verlangt eine feinfühlige Haltung, die sich auf die frühen negativen Prägungen der Adoptivkinder emotional einstellt.
- Nähe und Distanz sind die Pole, innerhalb derer der Therapeut je nach Notwendigkeit mitschwingen muss.
- Ein Therapeut sollte sich als Begleiter verstehen, der autonome

Kräfte fördert, um ein erstarktes Ich in die Lage zu versetzen, mit Belastungen realitätsorientiert umzugehen.

- Voraussetzung ist das Wissen um eigene belastende Früherfahrungen, um zwischen eigener Problematik und der der Klienten zu unterscheiden.

5.2 Wirkfaktoren in der Psychotherapie

Symbol und Symbolverstehen

Bilder sagen mehr als eine abstrakte Sprache. Unser Denken und Fühlen wird sehr viel stärker von Symbolik bestimmt, als es unsere rationale Lebenseinstellung wahrhaben will. Symbole verfügen über eine facettenreiche Bildersprache, die das Unbewusste erreicht und selbstheilende Kräfte aktiviert. Um Symbolik zu verstehen, lohnt es sich, der etymologischen Bedeutung nachzugehen: Im Altertum war es üblich, wenn sich Freunde trennten, eine Münze in zwei Teile zu brechen. Traf man sich nach Jahren oder Jahrzehnten wieder, wurden beide Teile als Ausdruck des Wiedererkennens zusammengeworfen (symbalein) und so eine innere Zusammengehörigkeit bewiesen.

Ein Symbol ist vom Zeichen deutlich zu unterscheiden. Dieses will etwas Eindeutiges aussagen, wie zum Beispiel in Gestalt eines Verkehrszeichens. Es hat keine tiefere Bedeutung. Das Symbol dagegen berührt in der Tiefenschicht des kollektiven Unbewussten. Es ist wertneutral und verfügt über einen Plus- und einen Minuspol. Je nach Situation wird der eine oder andere Bedeutungsgehalt aktiviert. Darum lässt ein Symbol nie Gewissheit zu im Sinne eines »So ist es und nicht anders«. Die Botschaft wird immer verschlüsselt, sinnbildhaft mitgeteilt. Nicht so sehr das rationale Denken, sondern vielmehr die Intuition erlaubt es, den Gehalt annähernd zu erfassen.

Wollen wir die individuelle Wahrheit eines Patienten erfassen, führt uns das Denken häufig in eine Sackgasse. Das seelische Empfinden eines Menschen ist psycho-logisch. Nur das suchende Umkreisen gefühlsbetonter Komplexe, die sich in der Regel in der Symbolsprache äußern, erlaubt Verstehen und damit Lösung.

Symbolik im Verhalten und Tun des Patienten ist für den Therapeuten zunächst auch ein hilfreiches diagnostisches Mittel, um ein Gegenüber in seiner Befindlichkeit zu erfassen.

Wie kommt zum Beispiel ein Kind in den Therapieraum? Nimmt es selbstbewusst Augenkontakt auf oder drückt es sich gehemmt an einem vorbei? Zieht es seine Jacke aus oder behält es sie gleichsam als Schutz oder gar als Panzer an? Wartet ein Kind darauf, angesprochen zu werden, oder überfällt es den Therapeuten förmlich mit seinen Erlebnissen oder Affekten? Was verrät die Körperhaltung, wie ist der Augenausdruck?

Es gibt bereits in der Anfangssituation einer Behandlungsstunde eine Fülle von Beobachtungen, die sich zu einer symbolisch zu verstehenden nonverbalen Aussage verdichten. Das so wahrgenommene Verhalten will jedoch nicht taktlos angesprochen werden, sonst werden Abwehrmechanismen provoziert und das Geheimnis der subjektiven Befindlichkeit verschließt sich dem Verständnis wie eine Auster. »Nie sollst du mich befragen«, Lohengrins Warnung gegenüber Elsa von Brabant weist auf die Gefahr hin, die mit einer wenig einfühlsamen Neugier verbunden ist.

Psychotherapie auf dem Hintergrund der analytischen Psychologie C. G. Jungs bietet einem Adoptivkind reiche Möglichkeiten, sich symbolisch auszudrücken und damit dem Therapeuten Einblick zu gewähren in die Vielschichtigkeit seines inneren Erlebens. Die Märchensprache weist jedoch auch hier auf den Doppelaspekt von Reichtum und Bedrohung hin. Das Grimm'sche Märchen vom Simeliberg könnte so als symbolische Warnung für die therapeutische Haltung verstanden werden: Sich der geheimen Schätze, die in der Tiefe des Berges (des Unbewussten) verborgen liegen in Selbstbescheidung anzunähern, bereichert. Hab-Sucht und Maßlosigkeit, auch im Bedürfnis zu erkennen, führen ins Verderben. Das Lebendige, das innerhalb einer vertrauensvollen Beziehung Entwicklung erlaubt, geht verloren.

Symbolische Ausdrucksformen im therapeutischen Prozess

DAS UNBEWUSSTE MALEN In der therapeutischen Arbeit spielt das malerische Gestalten eine wichtige Rolle. Es geht dabei nicht so sehr um Abbildungen der Realität, sondern Kinder wie Jugendliche werden ermuntert, ohne speziellen Plan zu malen. Es sind Darstellungen aus dem Unbewussten, die über die Symbolik der Farben Inhalte vermitteln, die das Bewusstsein so nicht hätte gestalten können. Die Farbsymbolik nach Max Lüscher ist ein entscheidendes Hilfsmittel, um Gefühle und Befindlichkeiten zu entschlüsseln:

Blau, besonders in seiner dunklen Färbung, weist auf den Gefühlsbereich hin in seinem eher introvertierenden Charakter. In der Symbolsprache verraten sich hier Sehnsüchte nach Halt und Geborgenheit, nach Schutz und Angenommensein. Interpretierende Deutungen unter Einbezug der Verwendung durch Renaissance-Maler umschreiben diesen Charakter ohne Wertung. Eindrücklich war ein Hinweis auf die Schutzmantelmadonna von Holbein, die ein Jugendlicher, Boris, mit seiner Klasse besichtigt hatte. Auf diese Weise öffnete sich für ihn der Weg, sein Bedürfnis nach Kompensation seines frühen Verlassenseins zu verstehen und sich seine Mutter-Sehnsucht nicht mehr übelzunehmen. »Ich liebe meine Adoptivmutter und kann mir gar nicht vorstellen, nach Abschluss der Schule auszuziehen, wie es meine Klassenkameraden schon heute planen.« Wir konnten erarbeiten, dass sein frühes Defizit diese Nähe brauchte und dass Scham sowie der Vergleich mit anderen seiner individuellen Situation nicht gerecht wurde.

Erleichtert konnte er sich daraufhin spontan auf einen weiteren Malprozess einlassen und sich mit der Symbolik der anderen Grundfarben auseinandersetzen: Das dunkle Grün, als Symbol für Standfestigkeit und Eigenständigkeit, in der Minusvariante aber auch Ausdruck von Starre und fehlender Flexibilität, beeindruckte ihn sehr. Er erklärte, Blau und Grün seien seine Lieblingsfarben. Indem er in der malerischen Gestaltung dieser beiden Farben verweilte, verstand er sein Bedürfnis, sich passiv dem Bedürfnis nach Geborgenheit hinzugeben.

Rot in seiner vitalen, aber auch aggressiven Dynamik erschreckte ihn dagegen, als es malend förmlich aus ihm herausbrach und den Rahmen des Formats nahezu sprengte. Er konnte verstehen, dass diese vitale Energie für ihn mit der Angst vor dem Verlust einer liebevollen Beziehung verbunden war. »Ich fürchte immer noch, dass Wut die liebevolle Verbundenheit zu meiner Mutter gefährdet, auch wenn sie mir schon oft versichert hat, dass dafür keine Gefahr bestehe.«

Gelb, als Symbol für ein Überschreiten enger Grenzen, für das Wagnis, neue Wege einzuschlagen, war für ihn gleichermaßen beunruhigend. Sowohl die Rot- als auch die verschiedenen Gelbtöne wiesen ihn auf die anstehenden Entwicklungsaufgaben hin: So verlockend das Verbleiben in den blauen und grünen Gestaltungen, so verführerisch das Verweilen in regressiv gefärbter Passivität war, so bedeutsam wurde es für ihn, sich mit den weniger geschätzten Grundfarben zu befreunden. Das hieß, sich den damit symbolisch angedeuteten Persönlichkeitsanteilen anzunähern. Es ging um den Mut zur Aktivität, zur Abgrenzung und Auseinandersetzung und schließlich auch um Fantasien, das warme Nest zu verlassen und sich dem Wagnis eines eigenständigen Lebens zu stellen. Zunehmend konnten wir uns auf der Symbolebene, die mehr andeutet als ausspricht, verständigen. Mehr »rot«, mehr »gelb« zu leben war Ermunterung, nicht Kritik, und konnte allmählich von Boris in vorsichtigen Schritten umgesetzt werden.

Ein weiteres eindrucksvolles Beispiel für die Konfliktverarbeitung im Malprozess lieferte Remo, der bereits beschriebene geistig behinderte Adoptivjunge. Vor zwei Jahren musste ich Blätter rund um seinen Gürtel befestigen, die er als Flossen bezeichnete. Ein Fisch lebt im Wasser, dem Element, das wir dem Weiblich-Mütterlichen zuordnen. Sprache, bewusste Artikulation als Ausdruck einer eigenständigen Individualität ist noch nicht möglich. Vor wenigen Wochen malte er ganz spontan eine Figur mit dickem Bauch. »Das ist Frau Lutz und im Bauch ist Remo.« Auf der Rückseite warf er in großen Linien einen farbigen Flügel auf das Papier. Ein Vogel kann in Freiheit den Luftraum durchmessen. Vögel werden dem männlichen Prinzip zugeordnet. In der Symbolsprache hat sich eine bedeutungsvolle Metamorphose vollzogen: Ein Stück neu erworbene Ich-Identität?

Wenige Tage später erklärte er, als ob er meine Gedanken bestätigen wollte: »Das Baby ist herausgekommen!« In Windeseile malte er mich und daneben in einem großen Haus das Baby Remo. Es sei aber bereits vier Jahre alt, erklärte er, indem er eine große Vier unter das Gemälde setzte. Diesen Zeitraum umfasste die bisherige therapeutische Behandlung. Es war nicht notwendig, dieses Phänomen in Worte zu fassen. Remo hatte sich in einer symbolischen Neugeburt gefunden.

DAS SANDSPIEL Das Sandspiel nach Dora Kalff ist eine weitere Möglichkeit, sich auf der Symbolebene zu artikulieren. Ein Sandkasten nach den Maßen des goldenen Schnittes erlaubt ein vielfältiges Agieren. Man kann mit dem Sand allein spielen, formen, gestalten und vielleicht auch alle Spuren wieder verwischen. Auf der anderen Seite bieten wir verschiedenste Figuren friedlicher und kriegerischer Natur an. Es gibt Tiere, Haustiere, Raubtiere, Türme und Häuser, religiöse Symbole, Figuren aus allen denkbaren Kulturen – ein buntes Sammelsurium, das jedwede Gestaltung zulässt.

Das Sandbild unter symbolischen Aspekten zu interpretieren, erfordert viel Erfahrung und ein lebendiges Wissen darüber, was symbolisch hinter den keineswegs wahllos zusammengestellten Figuren steht. Ein Beispiel mag das verdeutlichen: Der sechsjährige Daniel errichtete im linken Bereich des Sandkastens einen hohen Berg. Er wurde dicht an dicht von allen Raubtieren, die ich hatte, von Löwen, Tigern, Leoparden, Panthern bedeckt. In drangvoller Enge bestand für die Tiere keine Möglichkeit, sich zu bewegen. Ich fragte, ob es nicht gut wäre, wenn die Tiere auch den rechten Raum in Anspruch nehmen dürften und so mehr Bewegungsspielraum hätten. Während Daniel der Anregung zögernd folgte, bemerkte er: »Gell, wir können zwei Sprachen.«

Um zu verstehen, was er damit meinte, muss man wissen, dass er ein hochintelligenter Junge war, der, mit wenigen Tagen adoptiert, von seinen Eltern auf rationaler Ebene umfassend gefördert wurde. Die Pflege von Gemüt und Gefühl, vor allem der Umgang mit seinen vitalen Triebimpulsen blieb dabei auf der Strecke. So war nicht verwunderlich, dass der Junge an Dunkel- und Einschlafängsten litt und über massive Alpträume klagte.

Meine symbolische Intervention vermittelte ihm, dass seine Triebimpulse in Gestalt der wilden Tiere isoliert und gleichzeitig überhöht in seinem unbewussten, linken Bereich zusammengepfercht waren. Sie sollten den rechten Raum bevölkern, sich dort mehr Bewegungsspielraum gönnen, das heißt, in die bewusste Lebensführung integriert werden und damit an bedrohlicher explosiver Gewalt verlieren. Daniel hat diese Botschaft verstanden, wie sein Tun und seine Bemerkung verrieten.

Ein Jahr später nahm er den Sandkasten erneut in Besitz. Es sei ein Geheimnis, flüsterte er mir zu. Ich müsse ihm nur Streichhölzer geben und mich dann ganz still verhalten. Erneut formte er einen Berg, diesmal jedoch in der Mitte des Sandkastens. In einer langen Spirale rund um den Berg setzte er ein Streichholz neben das andere. Dann forderte er mich erneut zur Ruhe auf, denn jetzt entstünde ein »heiliges Feuer«. Indem er das erste Streichholz an der Basis anzündete, sprang das Feuer von einem Streichholz zum anderen. Wir verharrten in andächtigem Schweigen. Mir fiel spontan der brennende Dornbusch aus der Bibel ein, in dem sich das Göttliche offenbarte. Als die Flammen verloschen waren, fragte ich Daniel, wo er schon von einem heiligen Feuer gehört habe. Er schaute mich strafend an und antwortete: »Das solltest du doch wissen, es gibt einfach ein heiliges Feuer, das weiß man im Innern, das muss einem niemand erzählen.«

Und noch ein weiteres Beispiel berührte mich tief, umso mehr, als es nach 25 Jahren eine Fortsetzung erfuhr: Gero, ein sechsjähriger Junge spielte, abgewandt von mir, über fast ein Dreivierteljahr wortlos im Sand. Er baute mit viel Hingabe eine Stadt auf, um dann immer neu ohne jede spürbare Emotion »Weltuntergang« auszurufen und den ganzen Sandkasten unter Wasser zu setzen. Alles versank in den Fluten. Ich erlebte die von ihm nicht artikulierten Gefühle der Hilflosigkeit und Verzweiflung in jeder Stunde neu. Eines Tages äußerte er jedoch unvermittelt: »Heute spielen wir etwas Neues, heute spielen wir ›Landgewinnung‹.« Die Häuser durften endlich stehen bleiben. Die Stadt wurde allmählich von Menschen bewohnt.

Als ich vor wenigen Wochen einen öffentlichen Vortrag hielt, kam ein groß gewachsener junger Mann auf mich zu. Er half mir, in ihm die Züge meines ehemaligen Patienten zu entdecken, und sagte, wie oft er sich an sein Weltuntergangsspiel vor 25 Jahren erinnerte. Eines Tages habe er jedoch einen Neuanfang gemacht – er nannte es »Landgewinnung«. In welche Tiefen führt ein symbolisches Spiel, wenn man sich nach 25 Jahren noch so genau erinnern kann! »Jetzt weiß ich, warum ich, als ich 25 Jahre alt war, mit jeglichem Wassersport aufgehört habe. Für mich hat das Wasser seine Dominanz und innere Notwendigkeit verloren.«

In einer Übersetzung der Symbolsprache könnte das bedeuten, dass sich seine Muttergebundenheit aufgelöst und er den Weg in eine souveräne Männlichkeit gefunden hat.

ROLLENSPIELE MIT SYMBOLTRÄCHTIGEN FIGUREN Rollenspiele haben in der therapeutischen Arbeit einen wichtigen Platz. Wenn wir uns die konflikthaften Erfahrungen von Adoptivkindern vorstellen, dann wird nachvollziehbar, dass nur über eine heilende Regression in den archetypischen Raum die negativen Prägungen gelöscht werden können. Das Angebot von Figuren unterstützt das Rollenspiel.

Fred, ein achtjähriger, von drogenabhängigen Eltern abgegebener Junge, ging über viele Stunden auf »Drachenjagd«. Meine Symbolfigur, ein riesiger Drache mit spitzen Zähnen und einer wie ein Feuer gezackten Zunge musste durch meine Person lebendig werden. Ich fauchte, spuckte Feuer, funkelte mit den Augen, schlug mit dem Schwanz, während Fred mit einem Holzschwert auf ihn losging. Die

Allmacht des Drachens symbolisierte seine Langlebigkeit und Unverletzbarkeit, vor allem aber auch seine hunderttausend Augen, wie Fred beteuerte. Als mythologische Parallele fiel mir der Drache in Kolchis am schwarzen Meer ein, der das goldene Vlies bewachte und angesichts seiner unzähligen Augen nie schlief.

Im Drachen symbolisiert sich die Allmacht des negativen Mutterarchetyps, die Leben gefährdet. Es ist die Aufgabe eines Heranwachsenden, symbolisch den Drachenkampf zu wagen und sich von der Dominanz des Weiblich-Mütterlichen zu befreien. Viele Märchen und Mythen schildern diesen Prozess. Nur so ist Entwicklung zur eigenen männlichen Identität möglich.

Mich beeindruckte, dass Fred, ein sehr begabter Junge, längst dem magischen Alter entwachsen, den Drachenkampf in aller Ernsthaftigkeit und Kampfesfreude ausfocht. Er hatte in seinem Erleben Anschluss gefunden an ein Grundthema männlicher Identitätsentwicklung. Das männliche Kind muss sich aus dem Bannkreis mütterlicher Fürsorge, aber auch damit verbundener Dominanz lösen, um sich selbst zu finden. Dieser schon dargestellte Doppelaspekt des Weiblichen in seiner archetypischen Präsenz fordert ernsthaften Kampfesmut. Das Spiel entfaltet dann oft eine solche innerlich empfundene Wirklichkeit, dass man als Drachen-Therapeut in ernsthafte Gefahr geraten kann.

Aber auch das Männliche kann in Gestalt einer Symbolfigur Bedrohung vermitteln: Eine Siebenjährige beschoss die Königsfigur mit der Armbrust und schrie dazu erbost: »Du darfst nie wieder bestimmen, du darfst nicht mehr regieren. Jetzt wird die Prinzessin Königin und nimmt sich einen neuen Mann.« Das Mädchen setzte sich in vielfältigen Rollenspielen, die immer wieder die Entmachtung des Königs zum Thema hatten, mit dem Schatten des leiblichen Vaters auseinander. Es hatte sich zusammengereimt, dass dieser die Mutter verstoßen habe und jene darum ihr Kind nicht behalten konnte. In einer ausgleichenden Umkehr entmachtete sie den König und setzte sich als Thronfolgerin ein. Ein anderer Mann trat an die Stelle des Herrschers, womit das Mädchen auf eine neue und positive Erfahrung in Gestalt des Adoptivvaters hinwies. Zugleich trat das ödipale Konfliktthema, den Vater als möglichen Partner zu fantasieren, in den Mittelpunkt. Angesichts der mit dem Verlust der primären Bezugspersonen verbundenen Frühstörung ist das Erreichen der ödipalen Position ein positiver progressiver Entwicklungsschritt.

PUPPENSPIELE Auch die Puppenstube eignet sich für symbolisch zu verstehende Geschichten. Manchmal sind es nur Abbilder des Familienalltags, die der Abreaktion dienen. Selbstverständlich gibt es in Adoptivfamilien Spannungen und Auseinandersetzungen. Aber wie ist eine Szene zu verstehen, in der ein dunkelhäutiges nacktes Baby kopfüber in die Toilette gesteckt wird? Könnte sich dahinter der Hinweis verbergen, dass ein Adoptivkind mit seinem Abgegebensein ein subjektives Schuldthema verknüpft, eine Schuld, von der es sich reinzuwaschen gilt? Aber warum dann in der Toilette? Das Thema Reinlichkeitserziehung als Forderung und Überforderung könnte hier mit hineinspielen.

Die kleine Sara, Adoptivkind aus Indien, verbrachte die ersten drei Lebensjahre im Heim. Die Adoptivmutter berichtete, dass die Kinder dort mit viel Druck bereits ab dem ersten Jahr zur Reinlichkeit erzogen wurden: Eine Entscheidung, die rein rational und aus Gründen der Zweckmäßigkeit getroffen wurde. Muss so eine Haltung nicht auf den Kopf gestellt werden?

Überlegungen und Hypothesen des Therapeuten, um symbolisches Agieren zu verstehen, sind immer mit einem Fragezeichen zu versehen. Ob damit die Wahrheit getroffen oder ein Irrweg beschritten wurde, zeigt sich oft erst viel später. Manchmal helfen einem Kinder bei der Wahrheitssuche, indem sie ihr Tun mit Worten begleiten. Auf direkte Fragen geben sie in der Regel keine Antwort. Stattdessen kann einem die schnippische Antwort einer Dreizehnjährigen begegnen, die sagte: »Sie sind doch die Therapeutin, lassen Sie sich doch etwas einfallen.«

GESELLSCHAFTSSPIELE Ein weiteres symbolträchtiges Medium sind Gesellschaftsspiele. Im therapeutischen Kontext mit Adoptivkindern steht jedoch nicht die Spielregel im Vordergrund, sondern das Bedürfnis des Kindes. Es hat den Freiraum, die Regel nach seinen Wünschen zu verändern und gibt uns damit die Möglichkeit, seine Befindlichkeit zu erfassen.

Unvergesslich ist mir ein kleiner sechsjähriger Junge aus der Ukraine. Sein Lieblingsspiel war das Malefiz- oder Barrikadespiel. Entgegen der Regel schob er mir die Sperren in die ersten Reihen und kommentierte sein Tun: »So, jetzt siehst du mal, wie es einem geht, wenn man sich nicht bewegen kann.« Er selbst übersprang alle Hürden, um am Schlusspunkt seinen Gewinn mit emporgeworfenen Armen zu verkünden: »Ich stehe vor dem Königsziel, ihr Götter steht mir bei!«

In einer Umkehr seiner Primärsituation war ich eingeschlossen in das Gefängnis einer Verhinderung jeglicher Autonomie. Er seinerseits kompensierte seine negative frühe Erfahrung mit der Königswürde und dem Ruf an die Götter als übergeordneter helfender Instanz. In der immer wieder notwendigen Wiederholung des Spiels gewann er so viel Sicherheit, dass er eines Tages gönnerhaft sagte: »Du darfst jetzt auch mal aus deinem Gefängnis heraus, aber gewinnen darfst du nicht.«

Ein Gesellschaftsspiel von besonderer therapeutischer Relevanz für Adoptivkinder ist »Mankomania«. In diesem Spiel gewinnt nicht derjenige, der am meisten Besitz ansammelt, sondern der, der am schnellsten eine Million Dollar verjubelt. Mit größtem Bedauern muss man Gewinne verbuchen, die schenkende Oma wie ein spendendes Finanzamt wird verwünscht, im Spielcasino verliert man hoffentlich ebenso wie beim Pferderennen. Über einen längeren Zeitraum war dieses Spiel für die bereits erwähnte Gruppe von adoptierten Jungen »ihr« Spiel. In der Symbolik des Verlustes konnten sie ihr Schicksal wiederfinden. Auf der anderen Seite waren sie sich einig, dass gerade der Verlust ihrer frühen Bezugspersonen ihnen das Glück liebender Adoptiveltern beschert hatte.

Niklas formulierte es so: »Wenn unsere Mutter uns nicht abgegeben hätte, hätten wir zwar keinen Verlust gehabt, aber auch nicht den Gewinn unserer Eltern, die uns lieben.« Beeindruckend war für mich, dass der Junge in der »Wir«-Form sprach. Die Gemeinsamkeit in der Gruppe und nicht zuletzt das alle verbindende Spiel hatte das bewirkt, was Horst Eberhard Richter einst mit dem Buchtitel »Lernziel Solidarität« bezeichnete. Mir fiel assoziativ das Schillerwort ein: »Im Verlust erblicke Gewinn«. So war es möglich, in der Gemeinsamkeit Niklas zu beglückwünschen, der vor allen anderen sein Geld verloren und damit wiederholt Gewinner wurde. »Ich habe es schließlich auch am schwersten gehabt«, kommentierte er seinen Gewinn. »Wer von euch hat außer den Eltern auch noch drei Pflegeeltern verloren?« Wie selbstverständlich konnten die Kinder diese Realität, aber auch den damit verbundenen Gewinn anerkennen. »Du hast dafür jetzt auch Supereltern«, war die einhellige Meinung.

SPRACHE ALS SYMBOL Eine besondere Herausforderung in der therapeutischen Arbeit mit adoptierten Kindern und Jugendlichen ist der Umgang mit der Sprache. Wie viel deutende Interpretation erträgt ein Patient? Wirkt die Bewusstwerdung verdrängter traumatischer Erlebnisse so erschütternd, dass ein Not-Ich zusammenbricht? Besteht die Gefahr des Absturzes, vergleichbar der Situation eines Schlafwandlers, der in einer bedrohlichen Situation angerufen wird? Das Unbewusste schützt über das vordergründige Vergessen vor einer Erkenntnis, die so belastend wäre, dass sie weder verarbeitet noch in eine progressive Lebensführung integriert werden könnte. Manchmal ist es barmherziger und sinnvoller, Traumata im Schatten zu belassen und zuerst an der Ich-Stärkung zu arbeiten.

Hilfreich ist es auch hier, Bilder zu benutzen und darauf zu vertrauen, dass eine symbolische Sprache mehr sagt als eine Vielzahl abstrakter Wortkonstruktionen. Eine Zwanzigjährige war als Kind seitens des Jugendamtes wiederholt aus dem Elternhaus genommen und bei unterschiedlichen Pflegefamilien untergebracht worden. Leider konnten die Eltern immer wieder versichern, dass das Mädchen jetzt in geordneten Verhältnissen aufwachsen würde, was sich jedes Mal als leere Versprechung entpuppte. Schließlich kam das Mädchen mit sechs Jahren in eine Dauerpflegestelle und wurde dort anschließend adoptiert.

Als junge Erwachsene suchte sie mich wegen schwerer Depressionen auf. Sie berichtete von Gefühlen der Einsamkeit, des Verlassenseins und der Sinnlosigkeit. In einer anrührenden Bescheidenheit meinte sie jedoch, sie wolle den Behandlungsplatz anderen, die es notwendiger hätten, nicht wegnehmen. Ihre Adoptiveltern würden sie lieben und es gehe ihr eigentlich gut. Im Laufe der Stunden erklärte sie einmal, sie möge keine Männer mit Bart. Ihr Freund hätte jetzt beschlossen, sich einen Dreitagebart stehen zu lassen. Dieser Vorsatz hätte sie in Panik gebracht, was sie selbst nicht verstehen könne. Wenn sie ehrlich wäre, sei das ein Grund, sich von ihrem Freund zu trennen, obwohl er lieb und nett sei.

Zunächst nahm ich diese Äußerung einfach hin und wir erörterten stattdessen das Thema Liebe in seinen vielschichtigen Aspekten. Daraufhin berichtete sie scheinbar zusammenhanglos, sie sei früher viel mit einem Onkel im Wald gewesen, wo sie sich ganz leise verhalten mussten, weil sie Tiere belauschen wollten. »Und dieser Onkel hat wohl einen Bart gehabt«, stellte ich vorsichtig fest. Sie nickte nur. Daraufhin äußerte ich nachdenklich: »Manchmal kann sich ein Bart anfühlen, als ob man einen Igel streichelt. Igelstacheln können richtig weh tun.« In Anbetracht eines zu vermutenden Missbrauchs wagte ich nicht, mehr zu sagen. Stattdessen vertraute ich auf die heilende Wirkung der Bildersprache. Monate später erklärte mir die junge Frau, das Bild aufnehmend: »Ich habe mir überlegt, dass ein Igel ja auch weiche Teile hat, wenn ich ihn umdrehe. Niemand kann mich heute zwingen, mich an den harten Igelstacheln zu verletzen.« Die Angst vor dem potentiellen Bart des Freundes war verschwunden. »Trotzdem«, so sagte sie mit einem Lächeln, »ist es mir lieber, er hat keinen!«

DIE SYMBOLSPRACHE DES KOLLEKTIVEN UNBEWUSSTEN Wiederholt wurde schon auf die Bedeutung von Märchen und Mythen als symbolisch zu verstehende Ausdrucksformen des kollektiven Unbewussten hingewiesen. In ihnen bilden sich die Grunderfahrungen menschlichen Erlebens ab, so dass dem individuellen Fühlen der Stachel eines einmaligen, von niemand je so erlebten Leides genommen wird.

Die Tatsache, dass Kinder die manchmal holzschnittartige Sprache dieser Geschichten lieben und verstehen, wurde in einem Experiment der 1968er Jahre deutlich. Von »aufgeklärten« Fachleuten wurden die Märchen von den sogenannten grausamen Zügen »gereinigt«. Es gab keine verstoßenden Eltern, keine lieblosen Mütter, schon gar keine Hexen. Es wurden keine Köpfe abgeschlagen, keine Untiere bedrohten den Helden länger auf seinem Weg zur Prinzessin. Der Erfolg war, dass Kinder diese schöngefärbten Geschichten nicht mehr hören wollten.

Ihr Unbewusstes versteht ohne Interpretation die geheime Botschaft: Dann sind die Eltern bei »Hänsel und Gretel« nicht länger lieblos, sondern muten Autonomie zu. Verirren im Wald ist eine Metapher dafür, im Ambivalenzkonflikt zwischen Abhängigkeit und Autonomie noch keinen Weg gefunden zu haben. Die Hexe ist ein Synonym für eine verwöhnende Mutter, die ihre Kinder »zum Fressen gern« hat. Und der Käfig, in den Hänsel gesperrt wird, bedeutet einen Verzicht auf autonome Entwicklung, der mit der Verwöhnung gekoppelt ist. Einer solchen Gefährdung kann man sich nur mit List entziehen. Für diese Haltung steht Gretel, die die Hexe veranlasst, ihr zu zeigen, wie man sich auf die Backschaufel setzt, um gebraten zu werden. Das Feuer schließlich, in dem die Hexe verbrennt, demonstriert als Wandlungssymbol, dass sich die Haltung einer Mutter mit zunehmendem Alter der Kinder verändern muss. Ist in der frühen Kindheit Fürsorge und ein Eingehen auf kindliche Bedürfnisse existentiell wichtig, verlangt ein älter werdendes Kind, in die Autonomie entlassen zu werden. Es muss eigene Erfahrungen machen, an denen es reift, selbst wenn sie schmerzlich sind.

Solch übermäßige und nicht mehr altersgerechte Fürsorge erlebte ein Neunjähriger bei seinem Vater. Dieser war der Meinung, dass das Trauma des Abgegebenseins nur durch unentwegte Sorge, durch Hinweise und Belehrungen zu bewältigen sei. In der Waldorfschule hatte Martin den Mythos von Uranus, Kronos und Zeus gehört. Im Mittelpunkt dieser Geschichten steht die Angst der Vater-Gottheiten, von ihren Söhnen entmachtet zu werden. Mit glänzenden Augen fragte mich Martin: »Ist es wirklich so gewesen, dass der älteste Gottvater Uranus Angst vor seinen Kindern hatte und sie darum nicht auf die Welt kommen ließ? Und stimmt es, dass sein Sohn Kronos alle Kinder verschlungen hat, weil er fürchtete, sie könnten stärker werden? Und ist es wirklich so gewesen, dass sein Sohn Zeus die gleiche Angst hatte und darum seine schwangere Frau verschlungen hat?« Ich bestätigte dies alles, ohne auf die Details der Mythen einzugehen.

Für Martin war wichtig, dass starke Väter, die in seinen Augen alles besser konnten und wussten, trotzdem Angst vor ihren heranwachsenden Söhnen hatten. Er ahnte, dass die dominierende Fürsorge des Vaters ihn vielleicht auch klein halten sollte. Nur der Mythos verriet ihm die archetypische Angst des Vaters, von einem unabhängig werdenden Sohn »überwachsen« zu werden. Ich musste diesen Mythos immer wieder erzählen, wobei ihn zunehmend auch die Frage der männlichen Identität bewegte. Eines Tages fragte er: »Kann es wirklich sein, dass Söhne einmal stärker werden als ihre Väter, auch wenn sie adoptiert sind?« Das konnte ich nur bejahen. »Dann kann ich ja mal wieder mit der Kugelbahn spielen und diesmal gibt es keinen Stau mehr«, erklärte er eifrig. Das Verhaftetsein in Abhängigkeit, um dem Bedürfnis des Vaters gerecht zu werden, hatte sich über lange Zeit darin ausgedrückt, dass er auf der Kugelbahn mit großen Kugeln den Fluss der kleinen verhinderte. Erst jetzt verstand ich die Symbolik seines Spiels.

- Kinder und Jugendliche drücken ihre Problematik häufig symbolisch aus.

- Um unbewusste Konfliktfelder zu erfassen, ist Symbolkenntnis und Symbolverstehen hilfreich.
- Über das unbewusste Malen, das Sandspiel, Rollenspiele und Gesellschaftsspiele bieten sich Konflikte, aber auch Lösungsmöglichkeiten an.
- Sprache kann sich einer Bildhaftigkeit bedienen, um traumatische Erfahrungen zu verarbeiten.
- Über die Amplifikation wird die Bildersprache von Märchen und Mythen als therapeutisch wirksame Entlastung eingesetzt.

5.3 Die therapiebegleitende Arbeit mit den Adoptiveltern

Elternarbeit gehört als wichtiger Bestandteil zu jeder Kinderpsychotherapie. Auch Jugendliche brauchen im Prozess der Ablösung und Verselbständigung die verstehende Haltung der Eltern. Allerdings empfiehlt sich in Anerkennung autonomer Impulse immer, das Gespräch im Beisein der Jugendlichen zu führen und sie als gleichberechtigte Gesprächspartner anzuerkennen.

Adoptiveltern sind außerordentlich engagiert. Beide Eltern wollen ihrem Kind bestmögliche neue Startbedingungen bieten, so dass ihre offene Mitarbeit ein großes Geschenk darstellt. In der Regel sind sie bereits sehr informiert über die Bedeutung einer frühen und sicheren Bindung, über die Belastung, die frühe Traumata darstellen, über die Verarbeitung problematischer Prägungen, über die Entwicklung von Symptomen.

Von der angemessenen pädagogischen Einstellung

Unterscheidet sich die Erziehung eines Adoptivkindes von der eines leiblichen Kindes? Kinder brauchen Grenzen, diese inzwischen bekannt gewordene Metapher gilt in gleicher Weise für Adoptivkinder.

Auch sie müssen erfahren, dass ihr Tun in dem Augenblick, in dem es auf die Grenzen der elterlichen Belastbarkeit trifft, zur Willkür wird. Adoptiveltern sind wie leibliche Eltern nicht ohne Ende duldsam. Sie sind zwar in der Regel zu mehr Einsatz in der Lage, weil sie sich der besonderen Aufgabe, vor die sie die belastete Früherfahrung ihres Kindes stellt, bewusst sind. Das heißt jedoch nicht, dass sie sich in eine Opferrolle hineinmanövrieren lassen müssen.

Vielen Eltern macht es Schwierigkeiten, sich in das kindliche Erleben hineinzuversetzen und die Welt aus dieser Perspektive zu betrachten. Dass auf dem Hintergrund des traumatischen Erlebens die Welt überwiegend angstbesetzt ist, scheint schwer nachvollziehbar zu sein. Die subjektive Bedrohung äußert sich häufig in archaischen Wutanfällen, die alle noch so bemühten Versuche der Beruhigung zum Scheitern zu verurteilen scheinen.

Rationale Argumente sind bei emotionalen Durchbruchsreaktionen zwecklos. Das Kind wird ja selbst von seinen Gefühlen überfallen und vermag sie nicht zu steuern. Die aus elterlicher Ratlosigkeit heraus häufig gestellte Frage nach dem Warum ist genauso sinnlos. Kinder leben im Augenblick und können selten eine kausale Begründung abliefern. Remo zum Beispiel, dem diese Frage oft gestellt wurde, konnte nur antworten: »Weil es so ist.« Erst schrittweise lernte er über das symbolische Spiel mit Kasperfiguren, Angst und Wut zu benennen und sich selbst vor einer Eskalation ein »Stopp!« zuzurufen.

Linus, ein vierjähriger Adoptivjunge aus Kasachstan, brachte seine Eltern mit seinen Wutanfällen an den Rand ihrer Kraft. Sie versuchten, mit gewährendem Verständnis auf seine Bedürfnisse einzugehen. Je mehr sie sich jedoch als Wunscherfüller verstanden, desto eruptiver wurden seine Entladungen. Er warf sich auf den Boden, schrie und tobte, dass die Eltern besorgt waren, die Nachbarn könnten sie wegen Kindesmisshandlung diffamieren. Sie wussten sich keinen anderen Rat, als immer noch mehr auf das Kind einzugehen, ihm die Unmöglichkeit seines Tuns zu erläutern, es um Vernunft und

Rücksichtnahme zu bitten, alles umsonst. In wachsender Verzweiflung stellten sie sich selbst und ihre elterliche Kompetenz in Frage.

In der Beratung stand zunächst das Gefühl der elterlichen Hilflosigkeit im Vordergrund. Gab es eine andere Methode, mit diesen archaischen Ausbrüchen umzugehen? In den Überlegungen wurde rasch sichtbar, dass sich die Eltern ein liebes und angepasstes Kind vorstellten, das einsichtig auf die elterlichen Hinweise reagieren würde. Nachdem Linus bis zum damaligen Zeitpunkt kein Trotzalter durchlebt hatte, wirkte der Hinweis auf die Notwendigkeit dieser Protesthaltung bereits entlastend. Angesichts der Tatsache, dass das Trotzalter heute bereits um das zweite Lebensjahr in aller Dramatik ausgelebt wird, konnten die Eltern nachvollziehen, dass der spätere Zeitpunkt bei Linus bereits zu einem Stau geführt hatte. Die Ausbrüche waren somit eher Durchbrüche, die möglicherweise das Kind in gleicher Weise verstörten wie die Eltern.

Ein Wissen über altersspezifische Entwicklungsschritte schafft bei Eltern immer Sicherheit und auf dieser Basis eine größere Gelassenheit. Nun ist es möglich, Überlegungen anzustellen, um aus der sich wiederholenden Dynamik von Angst, Aggression und Schuldgefühl beim Kind wie bei den Eltern herauszufinden. Die Arbeit mit den Eltern umfasst dabei zwei Bereiche. Einmal gibt es angesichts der aktuellen Hilflosigkeit das Bedürfnis nach einem praktischen Hinweis, wie die Konfliktsituationen zu lösen seien. Die andere Frage, die sich vor allem dem Therapeuten stellt, ist die, in welcher Form ein Gefühlsstau beim Kind grundsätzlich verhindert werden kann.

Zunächst erscheint es wichtig, die Situation angesichts von elterlicher Verzweiflungswut nicht noch mehr eskalieren zu lassen. In der Trotzsituation kann man versuchen, das Kind durch einen anderen Reiz abzulenken. Hilfreicher ist es, mit einer seitens des Kindes nicht erwarteten Reaktion zu antworten. »Ich staune, wie laut du schreien kannst, glaubst du, es geht noch lauter?«

Ich habe diese gegenläufige Reaktion in der Praxis ausprobiert.

Linus, dem ich seinen Wunsch, ein Chaos im Sandkasten zu veranstalten, nicht erfüllte, warf sich wütend auf den Boden und gab mir eine Kostprobe seines Tobens. Auf meine laut formulierten Überlegungen, ob er noch lauter schreien könne, verstummte er eine Sekunde verblüfft. Danach legte er in einer Weise los, dass es in meinen Ohren gellte, dann brach er ab. Ich bestätigte ihm, dass das ein wahrhaftes Löwengebrüll gewesen sei und ich von dieser Lautstärke tief beeindruckt sei. Ich würde mir aber die Frage stellen, ob er auch so leise wie ein Mäuschen sein könne, das sei für einen so großen Buben doch noch viel schwerer. Den Rest der Stunde flüsterte er nur noch, wofür ich ihn natürlich gebührend bewunderte. Alle Mäuse wären bestimmt neidisch, wenn sie erleben würden, wie leise er sein könne.

Die Überlegung, die ich an die Eltern herantrug, schloss in sich die Frage, ob sie damit leben könnten, ein lebhaftes, streckenweise aggressives Kind zu haben. Eben keinen »Knuddelbub«, der zwar ab und zu »ausflippte«, im übrigen aber lieb und vernünftig war. Ich versuchte, meine Gedanken in ein Bild zu kleiden: Ein Topf, der hermetisch verschlossen ist, bei gleichzeitiger hoher Energiezufuhr, wird früher oder später explodieren. Man muss den Deckel lüften, oder besser: den Topf nur halb zugedeckt vor sich hinkochen lassen. Die Eltern wollten sich der Stimmigkeit dieses Bildes nicht verschließend, allerdings, wie es der Vater formulierte »mit einem lachenden und einem weinenden Auge«.

Wichtiges Moment im elterlichen Umgang mit Adoptivkindern ist das Bestreben, Gefühle zu thematisieren und nicht Verhalten zu bewerten. »Da brauchen wir noch viel Unterstützung«, sagte der Vater nachdenklich. Und die Mutter ergänzte, dass sie aus ihrer Kindheit die Hypothek mitgebracht habe, dass über Gefühle nicht gesprochen wurde. Man hatte sich zusammenzunehmen und den Eltern keine Schwierigkeiten zu machen.

Welche Möglichkeiten für die Abreaktion einer sich hinter wilden Trotzanfällen versteckenden dynamischen Energie bieten sich zusätzlich an? Feuerspiele sind für Kinder – und nicht nur für sie – immer ein beeindruckendes Tun. Im Feuer symbolisiert sich neben dem Aspekt der Wandlung auch die Freude an schuldfreier Destruktion und schließlich auch die Bestätigung geschlechtlicher Identität. Der transzendente Gehalt wurde schon im Bild des »heiligen Feuers« erwähnt. Hinzu kommt die Faszination, die durch die ständige Veränderung, die lebendige Bewegung ausgelöst wird. Kinder haben heute viel zu wenig Gelegenheit, offenes Feuer zu erleben und sich von der archetypischen Dimension dieses Elementes begeistern zu lassen. Im Vertrauen auf die heilenden Kräfte, die dem bewussten und kontrollierten Spiel mit Feuer innewohnen, können Spannungen sich lösen und ein Kind sich wie »Phönix aus der Asche« auf reifere Demonstrationen seiner wachsenden Ich-Identität besinnen.

Die Berührung mit den eigenen Prägungen und dem eigenen Gewordensein

Im Rahmen von Erziehung und Beziehung ist es schwierig, objektiv nur das Kind und seine Notwendigkeiten zu sehen. Immer sind auch eigene Gefühle, eigene Bedürfnisse und die eigene Geschichte mit hineinverwoben und können den Blick für das Eigentliche trüben. Wahrheit ist immer relativ und wird durch die subjektive emotionale Beteiligung schnell verfälscht.

Es ist wichtig, eigene Prägungen bis zu einem gewissen Grad zu kennen und, damit verbunden, die Gefahr zu sehen, reaktiv auf die eigenen, unter Umständen belastenden Erfahrungen zu reagieren. Nicht selten ist gerade eine übermäßig verwöhnende Haltung ein Hinweis dafür. Das Kind bekommt im Übermaß etwas, das eigentlich kompensatorische Antwort auf eigene leidvolle Mangelerfahrungen ist.

Erschwert wird der objektive Blick auf diesen letztlich selbstbezogenen Aspekt, weil die adoptierten Kinder ja tatsächlich viel an Zuwendung und Wahrgenommenwerden brauchen. Die Kinder sollen es zu Recht gut haben und sich von den Lieblosigkeiten und Härten einer subjektiv belasteten Vergangenheit nicht nur erholen, sondern möglichst auch befreien. Was dient dem Wohlbefinden des Kindes und was dem eigenen Wohl? Dies immer wieder kritisch zu hinterfragen, löst häufig einen befreienden Erkenntnisschritt aus und schützt die Eltern vor einer selbstinszenierten Überforderung, die das Kind eher behindert als fördert.

Gleichzeitig wird häufig übersehen, dass mit der übermäßigen Fürsorge parallel auch die Grenzen des Gegenübers überschritten werden. Dies wird von den Kindern und mehr noch von den Heranwachsenden bewusst oder unbewusst als Bemächtigung und Willkür empfunden. Wenn sich die Kinder dann wehren, im Bedürfnis, eigene Erfahrungen zu sammeln und sich selbst zu erproben, wird dieses Tun seitens der Eltern nicht selten als lieblose Abwendung eingestuft. »Ich will ja nur dein Bestes«, rief in einer gemeinsamen Sitzung eine Mutter vorwurfsvoll ihrer dreizehnjährigen Tochter zu. Und diese antwortete schnippisch: »Wessen Bestes? Dein Bestes!« Darauf wandte sich die Mutter unter Tränen an mich und klagte: »Sehen Sie, immer will sie das letzte Wort haben«, worauf die Tochter konterte: »Na klar, sonst hättest du es ja!«

Wie sehr bestimmen eigene Bedürfnisse nach Nähe und Geliebtsein das Handeln der Eltern? Wie stark ist der Wunsch, Dankbarkeit und Verbundenheit zu erfahren? Und schließlich: Liegt nicht in jedem Übermaß an liebevollem Handeln auch ein Dominanzanspruch? »Ich weiß genau, was für dich, mein Adoptivkind, mit deiner schwierigen Vergangenheit gut ist.« Wissen wir es wirklich oder würden wir gern so wissend sein? Wie schwer ist es, auch in diesem Punkt die eigenen Grenzen anerkennen zu müssen.

»Meine Eltern können nicht aufhören, mich zu bemuttern, alle beide«, so ein 32-jähriger junger Mann, der bei mir bereits als Kind in therapeutischer Behandlung war. »Auch wenn ich 300 Kilometer weggezogen bin, machen sie mir bis heute Vorschläge, wie ich mein Leben gestalten, wie ich eine abgebrochene Berufsausbildung fortführen oder etwas anderes anfangen soll. Es fällt ihnen einfach schwer anzuerkennen, dass ich meinen eigenen Weg gehen will und ihre Impulse, die sicher lieb gemeint sind, gerade das Gegenteil bewirken. Ich ärgere mich oft über mich selbst, weil ich ihnen in meiner oppositionellen Haltung die Bestätigung zu geben scheine, noch ein zur selbstverantwortlichen Lebensführung unfähiges Kind zu sein. Damit drehe ich selbst am Rad, das ich eigentlich anhalten will. Leider kann ich meine Eltern nicht ändern und meine Verweigerung löst das Problem natürlich nicht. Wo ist mein eigener Weg? Ich glaube, meine Eltern verstecken mit ihrer liebevollen Fürsorge vor sich selbst die Angst, sie könnten sich als unfähige Eltern erweisen. Warum haben sie bis heute kein Vertrauen zu mir entwickelt? Vertrauen sie sich selbst nicht? Aber wie soll ich dann meinerseits Selbstvertrauen haben? Aber meine Mutter wird von ihrer Mutter genauso dominiert. Sie wehrt sich zwar, macht aber dann doch, was jene sagt. Sie ist im Grunde ebenso wenig autonom wie ich.«

Viele Adoptiveltern haben selbst eine belastete Kindheit durchlitten. Sie reagierten jedoch nicht mit Vorwurf und Protest, sondern zwangen sich dazu, Verständnis für ihre Eltern zu zeigen, sich auf sie einzustellen und ihren Bedürfnissen den Vorrang zu geben. Da die Psyche immer um ein inneres Gleichgewicht bemüht ist, entsteht eine verständliche Sehnsucht nach Ausgleich, nach Kompensation. Es ist naheliegend, dass ihre Kinder den unbewussten Auftrag erhalten, dafür zu sorgen, dass sie als Eltern auch endlich Liebe und Fürsorge bekommen. Die Geschichte wiederholt sich: Die Adoptivkinder neigen dazu, Mutter oder Vater das zu schenken, was denen deren Eltern versagten.

So ist der Begriff der Parentifizierung entstanden; natürlich kann von leiblichen Kindern in gleicher Weise eine »Bringschuld« erfühlt werden. Adoptivkinder mit ihrer Bereitschaft, sich dankbar zu erweisen, sind jedoch damit in besonderer Weise belastet. So verschränken sich wechselseitig die Ängste vor dem Ungeliebtsein, vor der eigenen Wertlosigkeit mit der Gefahr, emotional übersehen oder verlassen zu werden. Das verwirrende Gefühlschaos veranlasst zu noch mehr fürsorgender Anstrengung bei Eltern und Kindern.

Wechselseitige Bezogenheit, ein wichtiges soziales Moment, wird damit zum Selbstzweck, meint die eigene Bedürftigkeit und verliert das Gegenüber aus dem Auge. Gut gefunden zu werden und Gutes zu tun, um geliebt zu werden, wird für das kindliche Gegenüber zum Katzengold. So verlieren die Beteuerungen und Anstrengungen der Eltern an Wert, was nicht selten eine zunehmend depressiv-vorwurfsvolle Familienatmosphäre erzeugt und lebendig hält.

Die Konfrontation mit den eigenen Gefühlen und den eigenen Schattenseiten

Eine Gefahr, die sich im Umgang mit Menschen immer wieder stellt und in der Adoptivsituation zu einer ernst zu nehmenden Stolperfalle wird, ist die bereits erwähnte Bereitschaft, eigene ungeliebte Persönlichkeitsanteile auf den anderen zu projizieren und dort zu bekämpfen. Es geht um Eigenschaften, die C. G. Jung unter dem Begriff des »Schattens« zusammenfasst. Dazu gehören aggressive und destruktive Gefühle, Zorn und Wut, aber auch Eifersucht, Neid und Rivalität. Immer müssen wir uns im Umgang vor allem mit Kindern fragen, ob sie Eigenes leben oder stellvertretend für die Eltern Ungeliebtes und Ungelebtes darstellen.

Ein Elternpaar sagte mir im Gespräch: »Ich weiß überhaupt nicht, woher unser Kind diese maßlosen Aggressionen hat. Wir haben Jonas von der Geburt weg adoptiert. Die Schwangerschaft war positiv. Wir hatten schon in dieser Zeit Kontakt mit der werdenden Mutter, die sich als Alleinerziehende mit einem weiteren Kind einfach überfordert fühlte. Wir leben eine überaus harmonische Beziehung. Streit und Auseinandersetzungen gibt es nicht.« Ich fragte vorsichtig, ob dieser nicht zugelassene Beziehungsanteil von ihrem Sohn gelebt würde. Die Eltern reagierten sehr betroffen und wir konnten herausarbeiten, dass beide ein Elternhaus hatten, in dem viel gestritten wurde, und sie sich einst geschworen hatten, dass es bei ihnen anders sein solle. Aber wohin geht man dann mit seinen Affekten? Darf nicht existent sein, was nicht zu sein hat?

Wir konnten in weiteren Gesprächen den Mechanismus der Delegation klären: Die Mutter berichtete, in wie starkem Maße sie in ihrem Sohn den eigenen Vater wiederzuerkennen glaubte. Alle Affekte, die sie jenem gegenüber nicht auszusprechen gewagt hatte, empfand sie nun hinsichtlich ihres Sohnes. Die Rolle des Vaters wurde gewissermaßen an den Sohn weitergegeben und er erfüllte diese Zuweisung perfekt. Der Vater meinte: »Wenn das möglich wäre, würde ich behaupten, er hat diese Eigenschaften vom Großvater geerbt. Aber weil das ja nicht sein kann, müssen wir wohl unsere eigene Harmoniebedürftigkeit anschauen und uns vielleicht auch noch einmal mit unserem Elternhaus auseinandersetzen.«

- Eigene belastete Primärerfahrungen können den Blick für erzieherische Notwendigkeiten trüben.
- Liebe kann zum Selbstzweck entarten.
- Parentifizierung und Schattenprojektionen sind realitätsverfälschende Perspektiven.
- Delegationen verschleiern die Sicht auf Realitäten.

6 Gedanken zum Schluss

Mit Kindern zu leben, ist immer ein lohnendes Abenteuer. Sie sind keine rationalen Wesen, sondern leben den Augenblick einer spannenden, aufregenden, ängstigenden und Freude schenkenden Gegenwart. Sie sind vor allem fühlende Wesen und wollen in ihren Gefühlen wahrgenommen und verstanden werden. Kinder vermitteln in ihrem Sein und Tun prägende Erfahrungen ihrer Vergangenheit, aber auch ihres aktuellen Erlebens. In ihrer Unmittelbarkeit und Lebendigkeit spiegeln sie Licht und Dunkel ihrer Umwelt, ihrer Eltern, Erzieher und Lehrer. So begegnen wir in ihnen dem Leben in seinen hellen, aber auch in seinen dunklen Seiten. Dies alles gilt selbstverständlich auch für Adoptivkinder.

Vor allem wenn Kinder traumatische Erlebnisse hatten, sind ihre Wahrnehmungen jedoch oft verzerrt und erschweren ihnen, eine neue Realität in der gewünschten positiven Weise zu erleben. Hier sich nicht persönlich getroffen und entwertet zu fühlen, setzt bei den Adoptiveltern ein hohes Maß an Geduld und Gelassenheit voraus. Adoptivkinder fordern ohne bewusste Absicht viel an Einfühlung und Verständnis, ohne dass Eltern Dankbarkeit erwarten dürfen. Adoptivkinder zwingen diejenigen, die sich mit ihnen beschäftigen, zur Reflexion, nicht nur um ihr kindliches Verhalten zu verstehen, sondern auch zum einordnenden Verständnis der eigenen Persönlichkeit. Nicht selten werden Eltern und Erzieher auch problematische Eigenschaften an sich entdecken, die sie zur Auseinandersetzung mit sich selbst zwingen.

Adoptivkinder haben eine Geschichte, die sich von der der Eltern unterscheidet. Sie sind nicht Glied innerhalb einer vertrauten Tradition, sondern kommen als Außenseiter in eine Beziehung. Zusätzlich entpuppen sie sich, wenn sie ihre traumatischen Erfahrungen wieder beleben, als eine Belastung, die man sich so nicht vorstellen mochte.

Häufig hat sich zwischen den Eheleuten bereits über Jahre eine gut eingespielte Gemeinsamkeit entwickelt, die durch ein Kind eine plötzliche Akzentverschiebung erhält.

Für Mütter erfüllt sich zumeist die Sehnsucht, vorbehaltlose Liebe zu schenken. Väter haben das gleiche Bedürfnis, neigen jedoch in der Regel nicht so sehr zum »Beglucken«. So werden im Umgang mit dem Kind unterschiedliche Vorstellungen verwirklicht. Dabei besteht die Gefahr, dass manche Adoptivmütter glauben, für die angemessene Betreuung und besonders für die Verarbeitung von traumatischen Erfahrungen besser geeignet zu sein. Eine mögliche Folge ist, dass sich der Mann allmählich zurückzieht und wider eigenes Wollen der Frau das Feld der Beziehungspflege und Gemütsentwicklung überlässt. Darüber hinaus fühlen sie sich häufig unterschwellig benachteiligt, weil das Engagement der Mutter/Ehefrau für eine lebendige Partnerschaft in den Hintergrund tritt. »Mit einem Kind bin ich ab sofort nicht mehr Geliebte, sondern Mutter«, erklärte eine Adoptivmutter ihrem Mann, worauf er sich als unterlegener Rivale zunehmend bitter entfernte. Später wurde dieses Thema im Gespräch erörtert und der Vater meinte, dass er als Diener zwar recht sei, aber im Vergleich mit seinem Sohn die zweite Geige spiele.

Hinzu kommt die Umwelt, die sich gerade bei Adoptivfamilien schnell wertend und bewertend in den Beziehungsprozess einmischt. Vorurteile spielen dabei eine bedeutsame Rolle. Der große menschliche und soziale Einsatz wird nicht selten verkannt. Freunde und Bekannte profilieren sich plötzlich als Fachleute für Erziehung und belasten mit unerwünschten Ratschlägen. Gerade das Wort »Rat-Schlag« verrät, wie viel unterschwellige Aggression in scheinbarer Besserwisserei verborgen ist. Sich als Eltern in Selbstbewusstsein abzugrenzen, das Verbindende in dem gemeinsamen Entschluss, ein Kind zu adoptieren, in den Mittelpunkt des fühlenden Erlebens zu stellen, kann eine Partnerschaft neu beleben.

Aber auch ein anderer Gesichtspunkt kann sich zu einem ernsten innerfamiliären Problem entwickeln: Beide Eltern, in ihrer hohen

Bereitschaft, Liebe zu schenken, stürzen sich förmlich auf das »arme« Kind, beherrscht von der Vorstellung, dass traumatische Erfahrungen nur mit einem Höchstmaß an Liebe ausgeglichen werden können. Ein Zuwenig an Liebe ist genauso schädlich wie ein Zuviel. Liebe kann erdrücken und damit positives Wachstum lähmen, statt es zu fördern. Um Not zu wenden, bedarf es immer auch einer gewissen Sachlichkeit. Innerhalb einer nahen Beziehung gelegentlich einen Schritt zurückzutreten, in der Selbst- und Fremdbeobachtung Distanz zu gewinnen, um sich nicht in einem sentimentalen Gefühlsüberschwang zu verlieren, erlaubt maßvolles Tun. Eltern müssen sich immer die Frage stellen, ob sich ihr Handeln am Bedürfnis des Kindes orientiert oder von eigener Bedürftigkeit gesteuert wird. Das Adoptivkind darf nicht dazu missbraucht werden, eigene Mangelerfahrungen auszugleichen.

Die absolute und unbedingte Liebe ohne jede Einschränkung ist ein Mythos, an den wir so gern glauben, der jedoch mit der menschlichen Realität nur in Sternstunden zu verwirklichen ist. Aber man kann an ihr bauen, um sie tragfähig zu machen: Wärme und Zärtlichkeit, Freundlichkeit und Toleranz, Humor und Großzügigkeit sind brauchbare Handwerkszeuge, um die Beziehung wie ein ständig gefährdetes Schiff durch die Stromschnellen der Entwicklung zu steuern.

Immer wieder genau hinzuschauen, kritisch zu prüfen und kritikfähig zu sein, auch wenn man sich im Augenblick in seinen edelsten Trieben verkannt fühlt, das ist notwendig, um Adoptivkinder auf gute Weise in ihre Zukunft zu begleiten. Erst wenn dies gelingt, werden die neuen Erfahrungen eine positive Korrektur ermöglichen, die einen stabilen Aufbau von Sicherheit und Selbstbewusstsein erlaubt. Traumatische Erfahrungen, das Negativerlebnis, abgegeben zu sein, kann dann nicht nur verarbeitet, sondern auch überwachsen werden, vergleichbar einem Kleidungsstück, das einst passte, inzwischen aber zu klein geworden ist.

Im Glauben an die guten Möglichkeiten, die das elterliche Engagement als Ressource in sich trägt, im lebendigen Hoffen, dass alles

Bemühen früher oder später Frucht trägt, in der Zuversicht, im Vertrauen auf die selbstheilenden Kräfte im Kind entfaltet sich der Reichtum einer Adoption.

Und nicht zuletzt: Es ist berechtigt, gelegentlich auch ein wenig stolz zu sein auf das eigene Engagement. Es bleibt neben aller subjektiven Wunscherfüllung auch ein beeindruckendes soziales Tun, das gar nicht hoch genug bewertet werden kann. Ein Leben ohne Kinder ist zumeist auch ein bequemeres Leben!

Adoptivkinder können uns den Weg zu einem sinnerfüllten Leben weisen. Sie ermöglichen es uns, Spuren in ihrem Leben zu hinterlassen. Sie fordern uns heraus zur Wahrnehmung ihrer Person, zu Offenheit und Ehrlichkeit. Darüber hinaus zwingen sie täglich neu zum kritischen Hinterfragen des eigenen Tuns, der eigenen Person. Adoptivkinder sind die besten Erzieher ihrer Eltern und ihrer Umwelt.

7 Literatur zur Anregung und zum Weiterlesen

Bauer, Joachim: Warum ich fühle, was du fühlst. Intuitive Kommunikation und das Geheimnis der Spiegelneurone. München: Heyne, 2006.

Boie, Kirsten: Paule ist ein Glücksgriff. Hamburg: Oetinger, 1985.

Busch, Wilhelm: Spruchweisheiten und Gedichte. Renningen: Garant-Verlag, 2012.

Dammasch, Frank (Hrsg.): Männliche Identität. Psychoanalytische Erkundungen. Frankfurt a. M.: Brandes & Apsel, 2009.

Doderer, Heimito von, in: Harenberg Lexikon der Sprichwörter und Zitate. Dortmund: Harenberg, 1997.

Ebner-Eschenbach, Marie von: Aphorismen. Frankfurt a. M., 4. Auflage 2013, S. 50.

Frahm, Eckart: Geschichte des alten Mesopotamien. Stuttgart: Reclam, 2013, S. 263.

Panzer, Friedrich (Hrsg.): Die Kinder- und Hausmärchen der Brüder Grimm [Urfassung]. Wiesbaden, Berlin: Vollmer, [1955].

Goethe, Johann Wolfgang von: Gesammelte Werke [Erstausgabe]. Leipzig, o. J.

Goethe, Johann Wolfgang von: Sämtliche Gedichte in zeitlicher Reihenfolge, hrsg. von Heinz Nicolai. Frankfurt a. M., Leipzig: Insel-Verlag, 1992.

Hopf, Hans: Traum, Aggression und heilende Beziehung. Beiträge zur psychoanalytischen Therapie von Kindern und Jugendlichen. Frankfurt a. M.: Edition Déjà-vu, 2005.

Hopf, Hans: Träume von Kindern und Jugendlichen. Diagnostik und Psychotherapie. Stuttgart: Kohlhammer, 2007.

Hopf, Hans: Angststörungen bei Kindern und Jugendlichen. Diagnose, Indikation, Behandlung. Frankfurt a. M.: Brandes & Apsel, 2009.

Hopf, Hans: Die Psychoanalyse des Jungen. Stuttgart: Klett-Cotta, 2014.

Harenberg Lexikon der Sprichwörter und Zitate. Dortmund: Harenberg, 1997.

Jung, Carl Gustav: Gesammelte Werke. Olten: Walter [u. a.].

Kleist, Heinrich von: Sämtliche Werke. München: Hanser, 1982.

Lutz, Christiane: Mythen machen Kinder mutig. Stuttgart: Opus Magnum, 2010.

Muchow, Hans Heinrich: Flegeljahre. Beiträge zur Psychologie der »Vorpubertät«. Ravensburg: Maier, 3. Aufl. 1963.

Schnocks, Dieter: Mit C. G. Jung sich selbst verstehen. Acht Erkenntnisaufgaben auf unserem Individuationsweg. Stuttgart: Kohlhammer, 2013.

Saint-Exupéry, Antoine de: Der kleine Prinz. Düsseldorf: Rauch, 1999.

Stierlin, Helm: Eltern und Kinder. Das Drama von Trennung und Versöhnung im Jugendalter. Frankfurt a. M.: Suhrkamp, 1980.

Storm, Theodor: Der kleine Häwelmann. Zürich: Diogenes, 2011.

Tripp, Edward: Reclams Lexikon der antiken Mythologie. Stuttgart: Reclam, 1974.

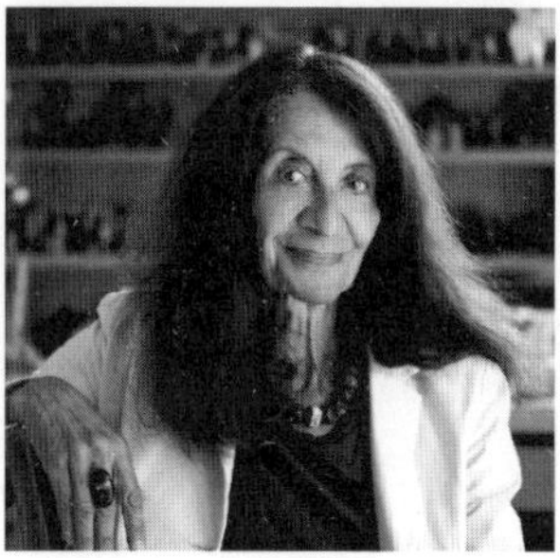

Christiane Lutz
studierte Heilpädagogik in Zürich und Analytische Psychologie an der Akademie für Tiefenpsychologie in Stuttgart. Sie leitete die Psychologische Beratungsstelle in Ludwigsburg und arbeitet heute als selbständige Kinder- und Jugendpsychotherapeutin sowie als Paar- und Familientherapeutin in eigener Praxis in Stuttgart. Sie war lange Dozentin am C. G. Jung-Institut und an der Akademie für Tiefenpsychologie in Stuttgart.